GREEN *for* LIFE
グリーン・フォー・ライフ

グリーンスムージー ── 誰も知らない葉っぱの威力 ──

新装
改訂版

I dedicate this book to Dr. Ann Wigmore and others
who dare to think for themselves.

本書は、
アン・ウィグモア博士と、自分の経験から学ぼうとする
勇気あるすべての方に捧げます。

To my beloved family Igor, Valya, Sergei and Stephan
for their support and to all those
who sent me their enthusiastic endorsements.
Thank you.
May you all benefit from drinking green smoothies.

愛する家族のイゴール、ヴァリヤ、セルゲイ、
そしてステファンのサポートに感謝を込めて。
また、温かい支援の言葉を送ってくれたすべての方、
ありがとうございます。
グリーンスムージーを飲むことで、皆さんが健康でありますように。

日本の読者の皆さんへ——著者まえがき

　本書を手にとっていただき、大変うれしく思います。

　私は、本書を通して、グリーン（緑の葉野菜）に関するさまざまな驚くべき力と、グリーンが人間にとって最も重要な栄養素である理由をお伝えしたいと思います。

　グリーンという「光り輝く健康への鍵」が、私のすぐそばにあったことに気づいてからというもの、私はグリーンに関する情報が書かれたあらゆる本を読破してきました。

　初めは、ずっと続けてきたローフードの食生活を改善したいと考えていただけでした。

　しかし、研究を進める中で、細かく砕いたグリーンは、どんな人の食生活に取り入れても、健康状態を大幅に改善するという事実が判明しました。それは、グリーンを少量しか摂取しない100％ローフードの食生活にもまさる効果が得られるかもしれません。

　徹底したローフードの食生活を実践することに比べれば、グリーンスムージーを飲むことは、はるかに簡単です。また、グリーンスムージーを毎日の食生活に取り入れると、自然とローフードをより多く食べるようになるということもわかりました。グリーンスムージーを飲むことは、グリーンがもつ治癒力を実感できるシンプルかつおいしい方法なのです。

あなたが、ローフード実践者、ヴィーガン、ベジタリアン、または一般的な食生活を送る人でも、グリーンスムージーを毎日取り入れることで、健康状態を大幅に改善できます。この奇跡のような飲み物は、世界中の誰もが飲むことができます。

　読み進む中で、グリーンが人間にとって、いかに完璧な食品であるかを発見してください。

　この本に書かれていることが、あなたに新鮮な驚きをもたらすことを願います。

ヴィクトリア・ブーテンコ

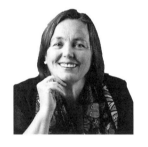

CONTENTS［目次］

表紙写真：間部 百合
装　　丁：岩﨑 紀子

訳者まえがき──訳者から読者の皆さんへ

　日本でもここ数年、健康に関心が高い人々の間で盛り上がりを見せている「ローフード」（Raw Food）。アメリカ発祥のこの食事法は、生^{なま}の野菜や果物を中心に、高温で加熱調理をしない食品を食べることで、酵素や栄養素を最大限に取り入れるというもの。そうすることで、エネルギーが満ちあふれるみずみずしい健康体を手に入れられると注目されてきました。アメリカでは、ヘルスコンシャスなセレブリティが実践したことで、またたく間に広まりました。

　本書 GREEN for LIFE は、発売以来、世界中の病気に苦しむ人や健康上の問題を抱える人々を救ってきました。長年ローフードを実践してきた著者ヴィクトリア・ブーテンコが、健康へのあくなき探究心のもと、誰にでも簡単に生活に取り入れられるグリーンスムージーという飲み物にたどり着いた経緯とその効能について書かれたものです。

　しかし、本書はローフードを知らない人にこそ手に取ってほしいと思います。なぜなら、グリーンスムージーは現在の食生活を無理に変えることなく、生活に取れ入れられるからです。今日からでもすぐに始めることができるのです（続けるうちに、自然と食生活に変化が現れはじめるケースが多いですが）。

　1994 年、病気だらけの人生から抜け出すために、アメリカに住むロシア人のブーテンコ一家は母ヴィクトリアの固い決意のもと、徹底

的なローフードの生活を始めます。一家は、たちまち病気を完治。アメリカのローフード実践者の間では、「ローファミリー」として有名になりました。しかし、その数年後、ローフードを続けているにもかかわらず、家族全員が病気とは言わないまでも、ちょっとした体の不調や老化現象をたびたび経験するようになります。

　何とかしたいという思いに取りつかれたヴィクトリアは、発想の転換により、病気ばかりしている人間の食生活ではなく、DNA構造が人間に非常に近いとされているチンパンジーの食生活に着目し、リサーチを始めました。その結果、人間の食生活に圧倒的に不足している一つの食品にたどり着きます。それがグリーン、すなわち「葉っぱ」だったのです。

　葉っぱがもつ高い栄養素と優れた効能は、今まで注目されることがありませんでした。太陽の恵みを受けた葉には、根よりもはるかに豊富な栄養素が含まれています。それにもかかわらず、ほとんどの野菜は葉っぱを切り落とされた状態でスーパーマーケットに並んでいます。

　ヴィクトリアは葉っぱを何とか食生活に取り入れようと思案しますが、栄養素が豊富な葉っぱは苦みが強く、生の状態では大量に摂取しづらいという現実に直面します。また、かなりの時間をかけて細かく噛み砕かないと、その栄養素が十分に吸収されないのです。

　そこで、ヴィクトリアは葉っぱをブレンダー（ミキサー）で粉々にするという方法を考えだします。また、フルーツと混ぜて液体化することで、とても飲みやすくなることを発見し、大喜びします。さっそく飲みはじめると、彼女自身の体に次々とよい変化が起きはじめ、ついに家族やまわりの友人たちに自分の発見について話しはじめます。これが、グリーンスムージーの誕生です。

グリーンスムージーは、基本的には生のフルーツと葉っぱをブレンダーで混ぜ合わせたものですが、本書の中では葉っぱを「グリーン」と呼んでいます。グリーンの定義とは何でしょうか？　本書の中でヴィクトリアは、グリーンとは「濃い緑色の葉野菜」と説明しています。本書の chapter14 には、アメリカで手に入るさまざまなグリーンの種類が列挙されています。日本で買うことができるグリーンには、小松菜、春菊、水菜、ほうれん草、チンゲン菜、せり、壬生菜、京菜、大葉、みつばなどをはじめ、たくさんの種類があります。

　春菊やチンゲン菜など、一般的には加熱して食べられている葉っぱも、グリーンスムージーにすると驚くほど飲みやすいということは、実際につくって飲んで実感していただきたいと思います。

●グリーンスムージーとの出会い

　私がローフードという食事法について初めて知ったとき、興味をもったものの、自分がそれを実践することは無理だと思いました。当時私は、会社で朝から夜遅くまで働いていて、食事はほとんど外食。コンビニで買ったパンやおにぎりで済ませることもあり、生の野菜とフルーツをいっさい口にしない日も少なくありませんでした。「材料が手に入りにくく、複雑な調理を要する」という印象のローフードとは、無縁の生活でした。

　しかし、しばらくして1冊の本に出会います。それが、当時ローフードを食生活に取り入れはじめた姉に勧められた GREEN for LIFE でした。

　著者のヴィクトリアが病気を抱える家族と自分の健康を追い求めるあまり、ある日突然ローフードに転向し、人間の理想的な食生活を知るためにチンパンジーの研究にまで乗り出す情熱とユニークな発想が

おもしろくて、一気に最後まで読み切りました。それから、グリーンスムージーを毎朝つくって会社に持っていくようになりました。

グリーンスムージーの魅力は、その手軽さだと思います。材料は葉っぱとフルーツだけで、家庭用のミキサーさえあれば、誰にでも簡単につくることができます。

また、個人差はありますが、飲みはじめてすぐに体の変化を実感しやすいということだと思います。特に私のように、日常的に生の野菜やフルーツを食べる習慣がない人の場合は、早ければ始めたその翌日から変化が実感できます。私の場合は、即座に頑固な便秘が改善され、肌にも変化が現れました。昼食にスムージーとサラダを食べるようにしてからは、食後に眠気を感じることがなくなり、仕事もはかどるようになりました。

その手軽さと自分の変化が楽しくて、熱しやすく冷めやすい性格で何でも三日坊主で終わってしまう私が、1日1ℓのグリーンスムージー生活を続けることができています。

続けるうちに、体が水分を溜め込まなくなり、下半身のむくみが解消されました。また、子供の頃から悩まされていたアトピーの症状がなくなりました。

●ヴィクトリアとの出会い

グリーンスムージーは、私の生活にとって欠かせないものになりました。そして、私は GREEN for LIFE を日本語に翻訳して、たくさんの人に読んでもらいたいと思うようになりました。

思い立って、ローファミリーのホームページからヴィクトリア宛にメールを送ったところ、すぐに返事が来て、彼女は私の申し出をとても喜んでくれました。

翻訳をするにあたってヴィクトリアに直接会ってみたいと思った私は、カリフォルニアで行われたヴィクトリア主催のグリーンスムージー・リトリートに参加するために、アメリカに渡りました。

　以下は、1週間ひたすらグリーンスムージーだけを飲んで過ごしたカリフォルニアでのリトリートの様子をつづった日記です。

*　　　　　　*　　　　　　*

Joy for Life Retreat ──グリーンスムージー漬けの1週間

Day 1

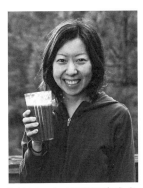

カリフォルニア州で行われた Joy for Life Retreat にて

　日本からロスに飛ぶ飛行機がキャンセルされるというトラブルに見舞われながらも、予定より6時間遅れで何とかオレゴン州の Medford という小さな空港にたどり着いた。空港には Victoria の友人というフレンドリーな男の子が迎えにきてくれていて、緊張していた心が和む。車でいろいろと話をしながら、リトリートが開催されているオレゴンとカリフォルニアの州境にある Stewart Mineral Springs に向かう。22時に到着。リトリートはこの日の昼から始まっていて、すでに1日目は終了。辺りは何もなく真っ暗で、星空がすごい！　Victoria のアシスタントの Emily（かわいい！）からグリーンスムージーの歓迎を受けて、私が泊まる部屋に案内してもらう。ダブルベッドのある1人にしてはなかなか広い部屋だけど、なぜかドアがない……。荷物をほどいてベッドに入る。

Day 2

　寝坊して朝のヨガクラスに 30 分遅刻。その前に、みんなの朝ごはん（グリーンスムージー）を準備している Victoria に遭遇。イメージどおりの大きくて暖かいお母さんで、ハグしてくれる。ヨガ後の朝ごはんは、フルーツいっぱいのグリーンスムージー。おいしい！　Victoria が参加者のみんなに私を紹介してくれて、「蝶子は GREEN for LIFE を翻訳するの」と言う。最初の朝にして、ここに来た目的が達成されてしまった！　「日本のローフーディストの間でもグリーンスムージーはポピュラーだよ」と話すと、すごく驚いて喜んでくれる。Victoria はサハリン島で生まれたそうで、日本や日本語にもとても興味がある。ほかの参加者も「よく日本から来たね！」とたくさん声をかけてくれて、歓迎の気持ちがうれしい。でも、みんな 1 週間前の台風で飛行機が遅れたと勘違いしている（笑）。

　午前中は、Victoria によるデトックス（好転反応）の講義。人体は解毒するという優れた機能をもっていて、デトックスは歓迎すべきことなので、怖がる必要はない。「デトックスが来たらお祝いして！」と言う。彼女の話はパワフルでおもしろく、飽きさせない。自分にとって何がよいか何が悪いかを実際に体感して、作用や効果を書き出しておくことを勧めていた。参加者の一人に、「リトリートの間は薬を飲むのをやめたほうがいい？」と聞かれて、「あなたが決めて。私だったら飲まないけど」と答えていた。

　ランチはハラペーニョ入りのスパイシーなイタリアンスープ。そして、夕食はスイカを丸ごと使った皮も種も入ったスムージー。これはさすがに飲みにくい……。

　前日の飛行機の長旅で全体的に体が痛いので、部屋で休む。

　起きたら夜食タイムで、皆、ブラックベリーのプディングを食べて

いる。これもスッと食べられるものではないけれど、スプーンで少しずつゆっくり味わう。今日一日、お腹が空いたという感覚はまったくない。ちなみに、皆がごはんを食べるところが私の部屋の下で、ドアがないからちょっと落ち着かない。でも、恐がりの私にはかえってよかったかも。

　夜は Victoria の娘の Valya の講義。彼女は若いのに地に足がついていて、とても自然体。8 歳の頃からローフードの生活を送っている。

　講義の内容はローフードを実践する際のまわりの人との付き合い方について。家族や友人にローフードを食べてもらいたくても、指図するのは逆効果だそう。最も効果的な方法は、自分がよい例を見せて興味をもってもらうこと。子供には、10 歳を過ぎたら何が食べたいかを自分で選択させ、ローフードの調理に参加させることなどがよい方法だそう。とても勉強になる。

Day 3

　朝起きたら雨。早朝ヨガのクラスに行くと、今日は第 2 のチャクラに働きかける日で、エレメントは水だそう。雨音を聞きながらのヨガはとても落ち着く。

　朝ごはんのスムージーはフルーツがいっぱいで飲みやすい。

　午後は、この宿泊施設内にある有名なミネラル温泉に入りにいった。かなり摩訶不思議な体験をすることになる。温泉に入りにきている人は、筋金入りのヒッピーだらけといった感じ。さすがスピリチュアルの聖地マウントシャスタ……。

　このミネラル温泉は、決まった入り方がある。まず一人ずつ区切られた小部屋のバスタブに蛇口から出てくるミネラル成分が豊富なお湯を溜めて、10 分程度つかった後にサウナで汗を流して、最後は何と外の川の水に飛び込むのだ。これを 3 回繰り返すというのが正式な入

り方だそう。大きな暖炉で薪を燃やして暖めているサウナは男女混合なうえ、着衣自由（！）なので、非常に複雑な光景だけど、ふつうのサウナと違って息苦しくなくて、とても気持ちよかった。雨も降っていて外はすごく寒かったので、勇気がなく川にはちょこっと足をつけただけ。それだけでもじんじんした。

夕食はパクチーがたっぷり入ったタイ風スープで、とても好みの味。今のところ気分が悪くなるようなデトックスは体験していないが、時差ぼけで少し眠い。排泄もあまりない。

夜の Victoria の講義は、医学的な根拠を交えたあらゆる病気の対処法について。それとスプラウトの簡単な育て方など。

夜のプディングはストロベリーがたくさん入って、さわやか＆美味。グリーンスムージーでお腹がすごくいっぱいになってしまうと Valya に話すと、「無理はせず好きなだけ食べればいい。食べ物を捨てることを気にする必要はない。だけど、質のいい野菜と果物でお腹をいっぱいにすることはけっして悪いことではない」と言っていた。

Day 4

朝のヨガはとても爽快。消化機能を司るみぞおちのチャクラに働きかける日。強化が必要な部分だと思う。体が温かくなる火の呼吸法、生理痛が楽になる壁に向かって座るポーズなどを習う。

ランチのときに Victoria と本の日本語訳の話をする。彼女はややこしいことはいっさい言わない。スムーズに進みそうで、うれしい。それと、手のアトピー症状を見てもらうと、やはり何かしらの食品アレルギーだと思うとのこと。とにかくグリーンスムージーを毎日飲むこと。それと、1ヵ月、米、パン、パスタなどの穀物を食べないで様子を見ることを勧められる。

ランチ後は Victoria の講義。やはり彼女の話は魅力的。ユーモアが

ありながら、並々ならぬ情熱と探究心が伝わってくる。薬やビタミン剤などを摂取することで、体は栄養をつくりだすことを止めてしまうそう。婦人科系の病気のほとんどはエストロゲン過多によるもので、夜遅く食べるのを避ける、動物性食品を抑える、グリーンをたくさん食べることで改善できるという。また、オーガニック野菜・フルーツやオーガニック製品を選ぶことの大切さを実感。食事内容の話以外でも学ぶことがある。たとえば、人に何かを伝える方法など、単純ながらも納得できる。ランチのスムージーはいちごとバナナがたくさん入っていておいしかった！

　雨が止んだので、午後は一緒に参加しているおじいちゃん・おばあちゃんたちとお散歩へ。座りっぱなしで体が痛かったので、気分がいい。途中からまた雨が降りだしたけど、自然の中だと雨も気持ちがいい。Victoria にローフードを教えたというとっても元気なおばあちゃんも参加している。彼女はサンフランシスコの自宅にローフードシェフを呼んでデモンストレーションをしたり、ローフードのポットラックを主催しているという。ローフードで大きな病気を克服したそう。あの年齢で Burning Man（砂漠の真ん中で 1 週間開催される大型野外フェスティバル）で 1 週間遊び倒すエネルギーには驚き。

　夜は Victoria の息子 Sergei の講義。自然の中にあって食べることができる Wild Edibles（野草）について。見分け方を教えてくれるけど、東京で見つけるのは、なかなか難しいと思う。

　講義後、いきなり停電。Valya がつくってくれたきれいな 3 層のプディングをみんなで暗闇の中で食べる。予定されていた Sergei によるサルサ教室もあえなく中止（おばさま方はがっかり）。

Day 5

　ヨガが毎朝の楽しみになっている。今日はハートチャクラ。象徴す

る色はピンクで香りはバラ。ストレスの多い状況で心を落ち着かせるという親指と薬指を使った鼻呼吸の方法を教わった。

　ランチはガーリックとシラントロ（香菜）の入ったスープ。ガーリックの味がきつくて、しばらく口の中に残ったけど、アレンジ次第ではおいしくなると思う。アメリカ人と日本人の味覚の違いを実感する。スムージーのほかにカットした紫キャベツ、ひまわりのスプラウト、ラズベリーも出してくれる。スムージーしか飲んでいないと何もつけなくても、切っただけの野菜の満足感がすごい。ほかのものが食べたいと言っている人もいるけど、私自身は常にスムージーでお腹がいっぱいで、まったく感じない。

　リトリートが始まって以来、日に日にお腹がぺったんこになってきて、履いてきたジーンズが緩く感じる。特にお尻と太ももまわりがゆるゆる。でも、上半身は変わっていない。水分をよく補給しているためトイレに行く回数がいつもの倍以上なので、むくみがとれて内蔵周りのよけいな脂肪が落ちている感じ。お肌もつるつるで、白くなったと言われた！

　午後は、ミネラル温泉に再挑戦！　今日は料金半額の日で、日本人観光客グループも来ていた。Victoria が冷たい水に全身つかることで血の巡りがよくなって、体の内側から温かくなるから絶対にやったほうがいいと言っていたので、今日は絶対に川に飛び込もうと決意する。お天気もいいし心も軽いので、大丈夫！　ミネラルバスとサウナで十分体を温めてから川に飛び込んだ！　躊躇するとダメと聞いていたので、バシャバシャと入っていって一瞬潜った。入っていたのは 10 秒足らずだったと思う。出た瞬間に体が内側から温かくなる感覚がわかった。その後 2 回、毎回少しずつ長く入っていることができた。すごく気持ちよかった！　ちなみに水温は 6℃。体の温かさがずっと続

いて、詰まっていたコリもほとんどほぐれた。ここに来てから、寒いので手足は冷えるけれど、いつも冷たくなるおへその下があまり冷たくならない。内臓を冷やすようなものを食べていないからかもしれない。温泉の摩訶不思議体験も2回目となるとすっかり慣れてしまっている。

その後、森の中を歩き回ってただ自然と戯れるのを楽しんだ。前の晩の寝不足がたたって睡魔が襲ってきたので、部屋で数時間休む。夜はがんに関するドキュメンタリー映画を観る。がん治癒にローフードやマクロビオティックなどの菜食が効果的で、医学的な治療は逆効果になりうるというショッキングな内容。もちろん、食事を変えたからといって必ずしも病気が治るわけではないけれど、激しい苦痛が伴い体も心も別人のようになって弱っていく放射線治療などに比べて、安らかな状態で過ごせる人が多いという。死の直前まで元気な状態で、突然ろうそくの火が消えるように終わりを迎えるというのは、誰もが望むことだと思う。

明日は最終日！　ここまで来ると名残惜しい。

Day 6

翌日の帰りの便が早朝出発なので、昼過ぎに空港近くのホテルまで送ってもらうことになった。みんなとは1日早いお別れになる。ヨガは喉のチャクラ。最終日受けられないのがとても残念。

朝ごはんの後は、荷造りをしながらゆっくり過ごす。お昼の後に参加者全員で集合写真も撮って、みんなにお別れを言う。デトックスで苦しんでいた人たちもとても清々しい顔をしていて、なかには、日に日に若返ってキラキラしている人も。ハッピーなオーラが漂っている。

お別れのときは、Victoriaが見送ってくれた。日本に行くなら季節はいつ頃がいいか、どのぐらい人を集められそうかなど、来日に対し

て積極的。世界中にグリーンスムージーを広めたいという気持ちが伝わってくる。ボトルいっぱいのスムージーとたくさんのフルーツを持たせてくれる。最後に大きなハグをして、「次に会うのは日本だね」と言って車に乗り込んだ。見えなくなるまで何度も手を振ってくれたVictoria を見て、ロシア人のお母さんができたと思った。

＊　　　　　　　＊　　　　　　　＊

　最後に、ページ数の都合で割愛した原作の序文に書かれている、ハーバード大学医学部の精神科医 A. ウィリアム・メンジン医師の言葉を紹介します。

　おいしくて、エネルギーが湧いてくるスムージーで体が満たされているときに、精製された小麦や砂糖を大量に食べることは難しいです。また、仕事から帰ってきて家の冷蔵庫に魅惑的なスムージーが待っていたとしたら、それを飲んだ後に食べる食事の量は確実に少なく、健康的な内容になるでしょう。
　30 日間スムージーを飲み終えた後、体の感覚と自分に対する気持ちに変化がもたらされます。

　皆さんも、30 日間のグリーンスムージー生活を始めてみてください！

山口　蝶子

本書をよりわかりやすく読んでいただくため、翻訳の際、章の構成を一部変更しました。

新装改訂版の出版にあたって

　本書『グリーン・フォー・ライフ』を日本で最初に出版した年から11年経った2021年。幻の一章を追加した新装改訂版として、再度多くの方に読んでいただく機会が訪れたことをうれしく思います。

　2010年の誕生以来、当時日本ではまだほとんど知られていなかったグリーンスムージーという健康習慣はまたたく間に知れ渡り、健康志向の広がりとともに定着化しました。グリーンスムージーを知って、「人生が変わった」、「毎日の健康法として長く続けている」など、多くの声を聞くようになりました。

　当たり前の習慣として知られるようになってからは、もともと誰が何のためにグリーンスムージーを考案したかということを知らない人も増え、生みの親であるヴィクトリア・ブーテンコさんという人を知らずにグリーンスムージーを日々取り入れているという人もたくさんいると思います。

　一過性のブームだけでは終わらず、広く一般的に認知されるようになったことは喜ばしいことですが、この新装改訂版を出版する1年前に、この本は絶版の危機を迎えていました。

　そこで、グリーンスムージーのバイブルと呼ばれるこの本を絶やさずに守り続けるために、クラウドファンディングを立ち上げて支援を募りました。1か月のプロジェクト期間に、グリーンスムージーを愛する数多くの方たちにお力をいただき、そのおかげで無事に「グリーン・フォー・ライフ」は守られ、新装改訂版としての出版が実現しま

した。

　クラウドファンディングを支援してくださった393名もの方、心を共にしてくださったすべての方に心から感謝を申し上げます。

　グリーンスムージーが日本に上陸してから約10年という節目に、多くの方に支持されて生まれ変わることができた本書とグリーンスムージーがもつ大きな力を感じずにはいられません。

　今、はじめてこの本を手に取ってこれから読む方には、これからすばらしい世界が広がる可能性があることをお伝えしたいと思います。

　グリーンスムージーとの出会いを祝福します！

　2021年5月

山口　蝶子

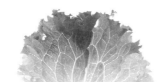

GREEN *for* LIFE

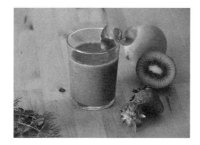

chapter 1

ローフードに足りないものは？

●病気まみれの生活を送る

　1994年の1月から今日まで、夫と私と3人のうち2人の子供たちは、100%ローフードの徹底した食事法を実践してきました。それというのも、当時、それぞれが、医者から「打つ手はない」と言われるほどの深刻な病気を抱え、何とかしなければいけないという状況にあったからです。

　夫のイゴールは、幼い頃から常に何らかの病気を抱えていて、17歳の時点で、すでに9回の手術を経験していました。進行性の甲状腺機能亢進症と慢性的な関節リウマチを患い、38歳にして体はボロボロ。雨の日には背骨の関節が曲がらず、私が靴ひもを結んであげなくてはいけないほどでした。心拍数は、だいたい140+ と高く、太陽が出ている日は涙目になり、手は震えていました。いつも体のどこかに痛みを抱え、常に憔悴しきっていました。

　甲状腺科の医師からは、「甲状腺を摘出しない限り、2ヵ月以内に死ぬ」と宣告され、関節炎の医師には、「車椅子の上で残りの人生を送る覚悟をするように」と告げられてしまったのです。

　また、娘のヴァリヤは生まれつきぜんそくとアレルギーをもってい

て、一晩中激しい咳が止まらない日が続いていました。

　そして、息子のセルゲイは、若年性の1型糖尿病と診断されていました。

　私自身はというと、父からの遺伝である不整脈に苦しんでいました。足は常にむくんでパンパンに腫れ上がり、130kg近くあった体重は増加するばかり。夜寝ているとき、左腕がしびれる症状が出ることもたびたびでした。

　こんな状態ではいつ死んでしまうかわからない。私が死んでしまったら、愛する子供たちはどうなってしまうのかという心配ばかりしていました。絶えず倦怠感と憂鬱な気持ちを抱えて過ごしていたのです。

●「ローフード」が奇跡をもたらした

　そんな絶望の中、一晩中泣き続けた後に迎えたある朝、私は腹をくくったのです。今までと違う結果を得るためには、今までとは違う行動に出なければいけないと。

　それからというもの、私は体によいといわれる、あらゆるヒーリング療法を試しました。そして、ついに「ローフード」（編注・加工されていない生の食材を用いた食品を摂取する食事法）にたどり着いたのです。

　私がローフードを実践しはじめた当時は、ローフードのレシピは少なく、ディハイドレーター（食品乾燥機）を使ってフラックス（亜麻の実）クラッカーをつくるなどという知識はまったくありませんでした。それでも、私は、調理から「加熱」という行為を禁止し、オーブンの電源を引き抜きました。

　加熱調理をいっさいやめるという決断が、私たち家族の生死に関わると言われた不治の病を治癒させたのです。この食事法を続けて3ヵ月半、何と家族全員の健康状態は飛躍的に改善され、4人がそろって、

10kmマラソンの大会に出場するほど元気になりました。セルゲイの血糖値は安定し、現在まで糖尿病の症状が出たことは一度もありません。

　ローフードの実践により、体が急速に回復しただけでなく、これまでで最も健康な体を手に入れたことに、私たちは驚くばかりでした。この奇跡的とも呼べるヒーリング体験については、私たちの著書 Raw Family：A True Story of Awakening に詳しくまとめてあります。

●何かが足りない

　約7年の間、ローフードの生活を続ける中で、あるとき、私たちの体の回復のプロセスが停滞し、そればかりか逆行するという感じをそれぞれがもちはじめました。そして、家族の皆が、自分たちの今の食事法に対して、徐々に疑問を抱くようになりました。

　私の場合、ローフード、特にドレッシングをかけたサラダを食べた後に胃が重たく感じていました。そのため、緑の葉野菜をたくさん食べることができず、フルーツとナッツばかり食べるようになりました。

　私は体重が増え、夫は白髪が目立つようになりました。この時期、家族全員が「いったい、何を食べたらいいのだろう？」と常に考えていたように思います。

　お腹が空いているのに、フルーツ、ナッツ、種子、穀物、ドライフルーツといったローフードの食品の中で、食べたいと思えるものが見つからないこともありました。

　ドレッシングをたっぷりかけたサラダはおいしく感じましたが、食後には、眠気と倦怠感が襲ってきます。夫のイゴールは、冷蔵庫を覗き込んで「食べたいものが何もない」と何度も繰り返しつぶやいていました。

多くの友人たちもこれと同じような経験をし、ある時点でローフードを 100％続けることをあきらめて、加熱食を食生活に取り入れるようになったそうです。

　しかし、私たちはローフードこそが健康への正しい道だと信じ続けました。

　「原因はきっと食べ過ぎだ」と自らに言い聞かせ、断食をしたり、運動やハイキング、仕事に精を出すことに努め、お互いを励まし合い、挫折することはありませんでした。

　ただ、心の中で一つの抑えられない疑問がふくらんでいました。

　——私たちの食生活に足りないものがあるのでは？

　しかし、そのつど「ローフードの食事法よりよいものはない」という信念のもと、疑いを打ち消していました。

●ローフードを超えるもの

　しかし、手にイボができたり、白髪が増えたり、完全に健康とはいえない兆候が現れるたびに、現状のローフードの食事法の完全性に疑問を感じずにはいられませんでした。そして、子供たちが「歯の敏感さが増した」と訴えてきたとき、ついに私は、「何が足りないのか」ということに取りつかれ、他のことがいっさい考えられなくなってしまいました。

　周囲の人は、この疑問を問い続ける私に、あきれかえってしまうほどでした。

　答えを求めて、私は、人間が口にするあらゆる食品のデータを収集しはじめました。自分の満足する回答を得るため、たくさんの不正解を繰り返し、ついに私は一つの「正解」にたどり着いたのです。

　それは、「すべての人に共通する、栄養のニーズを満たす食品群は、

グリーン（緑の葉野菜）だ」ということです。

　私の家族はグリーンがあまり好きではなく、十分な量を食べていませんでした。また、できるだけ食べたほうがいいという認識はありましたが、適正量については聞いたことがありませんでした。

　私たちはグリーンをどれほど食べるべきなのか？

　私は、人間に最も近い生物ともいわれているチンパンジーの食習慣に目を向けました。

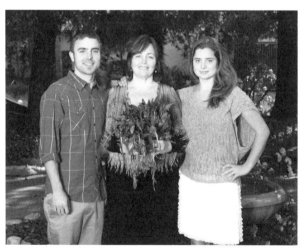

左から、セルゲイ、ヴィクトリア、ヴァリヤ・ブーテンコ

chapter 2
お手本はチンパンジーの食事

● 「ヒト」として分類されてもよい「チンパンジー」

チンパンジーは、人間に非常に近い動物です。

ワシントン・セントラル大学（WCU）には、チンパンジーと人間のコミュニケーションに関する研究を行っている機関があります。そこの研究者たちは、「チンパンジー」は「ヒト」として分類してもいいという考えをもっているほどです [1]。

チンパンジーの行動を研究した結果、チンパンジーは高い知能をもち、世間一般で知られているよりもはるかに利口な動物だということがわかってきました。チンパンジーはコミュニケーション手段としての独自のサインランゲージ（手話）と文化をもっていますが、言葉を話さないために、私たちは長い間それに気づかなかったというのです。

WCU では 30 年以上にわたり、チンパンジーのコミュニケーションの観察が続けられています。

その成果をもって、研究員は、「新たな検証結果により、チンパンジー社会における言語とコミュニケーションは、文化として定義できるものである。また、チンパンジーの認知能力は、知的面および感情面においても人間と非常に似ていることもわかっている。チンパンジーは

ヒトとして分類されるのが妥当な定義づけだ」[2] と述べています。

　その他多数の医学研究所も、チンパンジーと人間の類似性を認めています。

　いくつかの医学的な記事から、チンパンジーについて書かれた部分を抜粋してみましょう。

　「現代人とチンパンジーの DNA 配列はおよそ 99.4％が同じであり、他のどの動物よりも近い関係にあるといえる」[3]

　「チンパンジーは他のどの動物よりも、人間と類似している。(中略)人間の脳はチンパンジーの脳によく似ている。人間と猿の最も大きな違いは、解剖学的な要素よりも行動学的な部分である」[4]

　「人間と同じ A・B・O に分類される血液型判定の構造をもつチンパンジーは、組織移植の適合性研究や肝炎の研究などの医学研究に使われている」[5]

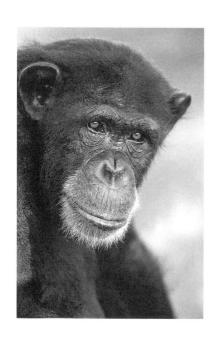

　「AIDS、肝炎などの感染病やマラリア、また中枢神経系の慢性退行性疾患（パーキンソン病、アルツハイマー）などの治療と予防のために、非ヒト霊長類はとても重要な役割を果たしている。(中略) 非ヒト霊長類と人間の系統発生関係の類似性は、新薬やワクチンの安全性と効能の実験を可能にするだけでなく、感染病と遺伝病に対する遺伝子治療の可能性を評価することを約束する」[6]

　「非ヒト霊長類は人間ときわめ

て近い系統発生関係をもつため、人間の生態と行動を研究するうえで
とてもよいモデルとなる。医学の向上のために、生物医学研究に使用
することは不可欠である。（中略）Rh 因子の発見やポリオウイルス・
ワクチンの開発などもその一例である。（中略）非ヒト霊長類は医薬
品研究のすべての分野で実験に使われている」[7]

●チンパンジーに学んでみる

　さまざまな研究の結果が、チンパンジーと人間の密接な関係を証明
し、人間との類似性を研究することが私たちの健康について知るうえ
で不可欠であることを示している——そうであれば、今までと逆の発
想で、これらの研究を当てはめることはできないでしょうか。

　現在、チンパンジーは、人間に一番近い動物として、多くの動物実
験に利用されていますが、彼らを実験台にして、人間がかかる病気に
感染させるだけではなく、彼らの健康から私たちが学ぶことが大切で
はないかと思うのです。

　身近なことから考えてみると、チンパンジーが人間と似ているので
あれば、彼らが食べているものは、人間にも必要なものではないでしょ
うか。

　それでは、彼らはいったい何を食べているのでしょう。

　私はチンパンジーの食と生活習慣について書かれている本や DVD
をインターネットで 300 ドル分買い込み、読みはじめました。次に、
野生チンパンジーの研究機関である「ジェーン・グドール・インスティ
テュート」に自分が知りたい事柄を質問事項にしてすべて書き出し、
手紙を送りました。また、チンパンジーを飼育している 3 つの大きな
動物園を訪ね、飼育担当者に毎日与えている餌について話を聞きまし
た。

その結果は、チンパンジーに対する見方を180度転換させるほどのものでした。

●手話を利用するコミュニケーション能力

チンパンジーの生態を知れば知るほど、私は、チンパンジーの能力の高さに驚愕しました。特にチンパンジーが手話を使った英語のコミュニケーションを学ぶことができることにびっくりしました。

「チンパンジーは、手話を使って人間の観察者と情報のコミュニケーションがとれることが明らかになった。彼らは言葉のカテゴリーを表現するために、手話を用いる（例：すべての犬に対して「犬」、すべての花に対して「花」、すべての靴に対して「靴」など）。チンパンジーは、人間と、またチンパンジーどうしでコミュニケーションをとる際に、周囲で起きたことに関して自発的に手話を使うこともわかっている。さらに、自分が初めて接する物を比喩的に表現するために、まったく新しい手話のサインをつくりだし、さらにサインを組み合わせて使うという能力ももっている（たとえば、ラディッシュのことを「泣く、痛い、食べ物」、スイカを「飲む、フルーツ」と表現している）」。

「チンパンジーは、新たな前置詞句を理解してつくりだすこと、英語の言葉を耳で理解すること、耳で聞いた言葉を手話に通訳すること、さらには人間が介在することなく手話のスキルを次世代に教えることもできる。遊びの様子からは、人間と同じく"ごっこ"遊びをすることがわかっている。また、チンパンジーどうしでも手話で会話することが確認されている。対話研究の結果、チンパンジーは人間のように会話を始めて、発展させることもわかっていて、途中で誤解が生じた場合には会話を修正することもできる。独り言のように手話をすることもあり、寝ている間に手話をしているところも観察されている」[(8)]

チンパンジーについて学びはじめてからというもの、私は彼らのことが大好きになってしまいました。

彼らの知的な性質や能力を考えると、アメリカの医学研究室の中の小さな檻の中で一生を過ごす1500匹のチンパンジーに対して深い哀れみを感じてしまいます。

●人間が本来食べていたものを探る

膨大な研究がなされているにもかかわらず、人間の健康状態は低下の一途をたどっています。多くの栄養学者は、人間が抱える健康問題の原因は栄養不足にあるとしています。人間は本来の自然の食事法を失ってしまったのです。

私たちが、本来とっていた食事はどんなものであったのか、それを知るヒントが、チンパンジーの食事にあります。

アフリカのゴンベの森には数千匹のチンパンジーが生息し、そのほとんどは文明に侵されていないそうです。

「私たちはどのような食生活を実践すべきか？」

「もともと、私たちはどのような食生活を送っていたのか？」

私たちの生命に関わる重要な疑問に対する答えを探し出すための希望を与えてくれるのが、彼らのような野生のチンパンジーなのです。

チンパンジーの食習慣を理解することで、人間の食生活に必要なものが見えてくるはずです。

私は、チンパンジーの研究者として世界的に有名なジェーン・グドール博士の本に書かれていたデータを参考に、野生のチンパンジーの平均的な食生活を示したグラフを作成しました（次ページ参照）。

グラフを見れば、チンパンジーにとっての主要な2つの大きな食品群は「グリーン（葉野菜）」と「フルーツ」だということがわかります。

チンパンジーの食生活

（円グラフ）果物／グリーンと花／植物の茎　木の皮　種子／昆虫

グリーンには、にんじん、ビーツ、じゃがいもなどの根野菜、また、きゅうり、トマト、ズッキーニやピーマンなどのフルーツ（編注：アメリカではこれらの食品はフルーツとして認識されている）は含まれません。

チンパンジーは、日照りや食糧不足のときにしか、根野菜を口にすることはないのです [9]。

グドール博士によると、チンパンジーがグリーンを食べるのにかける時間は、全体の食事の25〜50％を占め、その割合は季節によって異なります [10]。

食事全体の2〜7％は植物の茎と木の皮で、木が花をつける3月、4月には、花が占める割合が10％まで上がります。ナッツはあまり食べませんが、種子は最大で5％ほどを占めます。11月には、少量の昆虫や小動物を食べることがありますが、習慣的に食べることはなく、動物を長期間食べなくても、チンパンジーの健康に害が出ることはありません。

他の研究書でも、野生のチンパンジーが摂取する昆虫や動物の割合は食生活全体の1％を超えることはないと指摘しています [11]。

私は、写真などで見るチンパンジーがいつもバナナかオレンジを手に持っているので、フルーツしか食べないのだろうと勘違いしていました。ですから、彼らの食生活の約半分をグリーンが占めているという事実は、驚くべき発見でした。

人間は私が想像していたよりも、はるかに多くのグリーンを食べる

必要があるという、確かな見解が見えてきました。

●現代人の食生活を分析

さて、一般的なアメリカ人はどんな食生活を送っているのでしょうか。そして、チンパンジーの食生活と比較すると、どうなるでしょうか。

グラフを見れば一目瞭然。その内容はまったく異なり、共通点はほとんど見つけられません。

私たち人間がふだん食べているものは、加熱調理したデンプン質の食べ物、油、バター、ヨーグルト、チーズ、ハンバーガーなど、チンパンジーが一生のうちに口にすることのないものばかりです。

また、野生のチンパンジーが、干ばつなどの非常事態以外は根野菜を口にしないのに対して、人間が食べる野菜のほとんどが根野菜です。

決定的なことは、人間の食生活では、グリーンの摂取量が劇的に少ないことです。私たちが日常的に摂取するグリーンの量は、サンドイッ

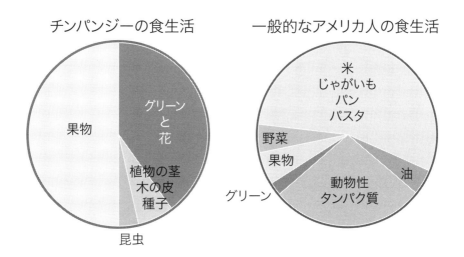

チンパンジーの食生活

果物
グリーンと花
植物の茎
木の皮
種子
昆虫

一般的なアメリカ人の食生活

米
じゃがいも
パン
パスタ
野菜
果物
グリーン
動物性
タンパク質
油

チの中の2枚のしなびたレタス程度しかありません。

●ローフード実践者の食生活とチンパンジーの食生活

　私は、次に一般的なアメリカ人の食生活と典型的なローフード実践者の食生活を比較してみました。

　一般的なアメリカ人の食生活から見れば、ローフード実践者の食生活は大幅に改善されています。

　ローフード実践者の食事は、加熱調理をしないため、豊富な酵素とビタミンが含まれています。一般的なアメリカ人の食生活と比べると、ローフード実践者の食生活は革命的ともいえるでしょう。だからこそローフードを始めた人の大多数は、「すぐに体調の改善を感じることができた」と言うのです。

　また、ローフード実践者はたくさんのフルーツを食べています。特にピーマン、きゅうり、ズッキーニ、トマトなどがフルーツとして分類されることを考慮するならば。しかし、グリーンの摂取量に関していえば、一般的な食生活よりは多いとはいっても、全体の45％には

典型的なローフード実践者

果物
グリーン
野菜
種子とナッツ
アボカドと油

一般的なアメリカ人の食生活

米
じゃがいも
パン
パスタ
野菜
果物
油
グリーン
動物性タンパク質

遠く及びません。その代わり、不足しているグリーンを補うために、多量のフルーツ、ナッツ、そして種子を摂取しています。

　ローフード実践者は、炭水化物の代用としてナッツを食べることが多く、特に生の材料を使って加熱料理に似せたものをつくる際には不可欠です。しかし、ナッツは70〜80％が油です。加えて、サラダにドレッシング、ソースやワカモーレ（アボカドディップ）をかけて食べることが多いため、油とアボカドの摂取量は必然的に増えます。

　そして、ローフード実践者の食事の中で大きな割合を占めるのは、根野菜です。主にジュースをつくるのに使いますが、葉野菜よりも甘みが感じられるため、生のサラダにもたくさん入れます。

　これらのことを考慮しながら、代表的なローフード実践者の食生活とチンパンジーの食生活を比較すると、ローフード実践者の食事パターンの改善のためには大きく2つの方法があることがわかります。

　グリーンの摂取量を増やすこと、そしてナッツ、種子、油の摂取量を減らすことです。

チンパンジーの食生活

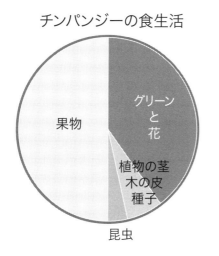

典型的なローフード実践者

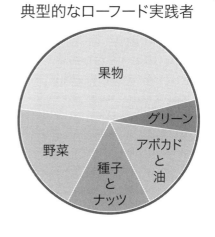

その摂取量は、わが家で消費されるフルーツの量（1人につき、1日約 1.8 〜 2.2 kg）から割り出すと、毎日1人につき、大きな濃い緑色の葉野菜を2束ほど食べる必要があると考えられます。

●食事時間から見えてくるもの

チンパンジーの食習慣の中で、特に注目すべき点は食事時間です。彼らは昼の遅い時間と夜には食事をとりません。

チンパンジーは毎朝、日の出とともに目覚め、寝床から出てくると数分間お互いの毛づくろいを行い、その後食べ物を探しはじめます。

野生の世界では、食べ物は簡単には見つかりません。チンパンジーは苦労して食べ物を得るのです。たくさんの木を登り、いくつものヤブの中を探し回ります。

朝はフルーツと少量のグリーンを食べて、4時間ぐらいたつと太陽の中で遊んだり、昼寝をしながら、1〜2時間ほど体を休ませます。その後、食事を再開し、午後の3時か4時頃までグリーンを中心に食べながら過ごし、また毛づくろいをしてから寝床を整えます。

人間の食習慣と比べると、食事時間のサイクルはかなり異なります。

私も、通常、正午過ぎまでは何も食べず、夕方から夜にかけてたっぷりと食料を補給していました。現在は、夕方の6時以降は食べ物を口にしないように努力をしています。その結果、体調は改善され、余計な体重がやっと落ちてきました。

でも、夜に食べることを我慢するのは想像以上につらいことですね。一日の終わりにかけて蓄積されたストレスが関係しているのかもしれません。

chapter 3
グリーンスムージー誕生！

●**グリーンを食べなきゃだめなのに**

　チンパンジーについて調べている中で、チンパンジーがグリーン（葉野菜）を好んで食べているということがわかりました。

　動物園でチンパンジーを観察しているときに、新鮮なアカシアの枝や若いヤシの葉、ケールなどを与えられたとき、彼らが興奮と喜びを示していたのを覚えています。彼らのあまりにうれしそうなしぐさを見て、私は思わず近くの茂みからアカシアの葉を摘んで食べてみました。しかし、私にとってはけっしておいしいと思えるものではありませんでした。

　グリーンを食べなければならないけれど、おいしいものではない。これを克服するのが次の課題でした。

　私にとってグリーンを食べることは、常に義務でしかありませんでした。いつも「グリーンを食べなくては」と考えていましたし、ときどき、グリーンを大量にとろうと、ズルをしてジュースにして飲んでいました。

　ジュースを一杯流し込んで、数日間はそれでよしとしたり、おいしいローフードのドレッシングの中にグリーンを浸して食べていました。

それでも、ケールやほうれん草を2束も食べるなど、想像もできませんでした。

　私もグリーンがなかなか好きにはなれませんでしたが、夫のイゴールに至っては、まったく耐えられないという様子でした。

　彼が若い頃は、「男らしいロシア人のごとく」主に肉とパンを食べるようにと育てられてきました。

　また、ロシアに住んでいたときは、店先でグリーンを売っているところなど見たこともありませんでした。夏場に限り、ファーマーズマーケットにディル、パセリとピーマンが姿を現しました。レタスは、一夏に2度ほど目にする機会があり、高価で珍しい食べ物だと思っていたほど、グリーンには縁がなかったのです。

●グリーンがおいしくないわけ

　グリーンに含まれる栄養素について詳しく調べれば調べるほど、人間にとって最も重要な食品であると確信しましたが、最適な量のグリーンをおいしく味わいながら摂取する方法はなかなか見つかりませんでした。

　大量のグリーンを無理やり摂取するために、サラダにしたり、そのまま食べようとしたり、いろいろな方法を試みましたが、そのたびに物理的に不可能だという結論に至ってしまいます。細かく刻んだグリーンを2カップほど食べた時点で、胸焼けや吐き気が襲ってくるのです。

　ある日、生物学の本を読んでいたら、植物は驚くほど頑丈な構造であると書かれていました。植物の主要構造であるセルロースの分子構造は、地球上で最も強固なものの一つだそうです。

　グリーンには、栄養素が豊富に含まれていますが、その栄養素はす

べて植物細胞の中に閉じ込められています。おそらく動物にすべてを食べ尽くされて絶滅しないために、植物細胞を頑丈にして、身を守っているのでしょう。

　植物の細胞壁を破裂させないと、細胞の中から貴重な栄養素を取り出すことはできません。しかし、強固な細胞を破裂させることは、簡単なことではありません。

　私たちも、グリーンをしっかりと噛み砕いてから摂取しなければ、十分な栄養素は得られません。グリーンに含まれる栄養素を体に取り入れるためには、クリーム状になるぐらいまで細かく噛み砕く必要があるのです。

　さらに、ミネラルやビタミンを消化するためには、胃酸の濃度がpH1〜2の間と、非常に高くないといけないのです。

　グリーンの栄養素を吸収するには、しっかりと噛み砕くこと、そして胃酸の濃度を高くすること、この2つの条件を満たさなければなりません。

　そう考えれば思い当たることがあります。私がグリーンをそのまま食べていたとき、十分に咀嚼できていませんでした。また、おそらく胃酸の濃度も低く、消化不良を起こしていたのでしょう。私がグリーンが苦手と感じていたのは、ここに原因があったのです。

●グリーンスムージーとの出会い

　現代人は、何十年も加工食品ばかりを食べ続けてきたため、しっかりと噛むという力を失ってしまいました (12)。

　私たちのあごは小さくなり過ぎて、「親知らず」を抜いた後でさえ、歯列強制器具をつけなければならない人もいるほどです (13)。また、あごの筋肉は荒い繊維を十分に噛み切れないほど衰えています。

以前、歯医者さんから、固いフルーツを食べるのを控えて、歯をもっと大切にするようにと何度か注意を受けたことがあります。にんじんやりんごはすりおろして食べるように勧められました。

　詰め物、入れ歯、歯抜けなどの問題も合わさり、現代人が、グリーンを理想的な状態まで噛み砕いて食べることは、実質的に不可能な状態になっています。

　そこで私は、自分で噛み砕く代わりに、バイタミックス（p.45 参照）のブレンダー（ミキサー）にやってもらうことにしました。

　手始めにケール１束と水を一緒にブレンダーで混ぜ合わせました。

　「目をつぶって鼻をつまんで一気に飲もう」と心に決めたにもかかわらず、ふたを開けた瞬間、即座にまたふたを閉めざるをえませんでした。強いウィートグラス（小麦若葉）のような匂いをかいだら、吐き気が込み上げてきたのです。見た目もおいしくなさそうです。ドロドロの黒に近い緑色の液体を飲むことは、絶対に無理だと思いました。

　しばらく考えを巡らせた結果、今度は、バナナを数本加えて、さらに混ぜ合わせてみたのです。

　そうしたら、魔法が起きたのです！

　おそるおそるふたを開けて匂いをかいでみたところ、見た目は変わらない緑色の調合物から、意外にもとてもいい香りが漂ってきました。おそるおそる一口飲んでみたら、予想に反してとてもおいしい！

　心が浮き立ちました！甘過ぎず、苦過ぎず、「フレッシュ」という一言がぴたりと当てはまる——経験したことのないすてきな味わいでした。

　私はそれからケール１束、バナナ４本と１ℓの水を混ぜ合わせたものを、４時間かけてゆっくりと飲み干しました。その間の気分はすばらしく、同じものをもう一度つくって飲み終えた頃には、鼻高々で

した。「今日は生まれて初めて1日に2束のグリーンを食べ切った。しかも油も塩も加えずに！」

　お腹の具合はとてもよく、目標を達成した喜びとともに、この体験を心底楽しむことができました。

　これが2004年8月――私とグリーンスムージーとの記念すべき出会いでした。

●エナジースープを超えたグリーンスムージー

　私のグリーンにまつわる苦悩は、予想外にシンプルな形で解決されました。それからというもの、毎日グリーンと果物の組み合わせを変えながら、グリーンスムージーを飲用し、実験を続けました。

　苦労は感じませんでした。なぜなら、とてもおいしいし、なおかつ、ブレンダーが調理してくれるので、あっという間にできあがるからです。

　実のところ、グリーンをブレンダーで混ぜ合わせること自体は、新しいことではありません。ローフードの食生活を開始した当時、一家全員でミシガン州にあるリビングフード（ローフード）の教育機関Creative Health Institute（CHI）で学びました。そのとき「エナジースープ」と呼ばれるスープの、すばらしいヒーリング効果について教わりました。

　スプラウトとアボカドとりんごをブレンダーにかけてつくるこのスープは、リビングフードのライフスタイルの先駆者アン・ウィグモア博士が考案したものです。

　しかし、どれほどエナジースープが健康にとってよいものと聞かされても、ほとんどの人はわずかに口をつけるのが精一杯というほど飲みにくいものでした。

それでも、エナジースープによって健康が改善した人の話に深い感銘を受けた私は、家族の健康のために、何とかおいしくならないかと試行錯誤を繰り返したものです。

　しかし、ある日、家の裏庭で娘のヴァリヤが息子のセルゲイに向かって「逃げて！　ママがまたあの緑色のドロドロをつくっているよ！」と叫んでいるのを聞いて、泣く泣くあきらめました。

　エナジースープの高いヒーリング効果を示すさまざまな実例をもってしても、また心から飲みたいと思っている人さえも、なかなか習慣的に飲み続けることはできません。

　それから10年以上がたち、エナジースープの存在を完全に忘れかけていた頃に、まったく違う方向からブレンドしたグリーンという同じアイディアにたどり着いたのです。

●人間の体はグリーンを欲している

　私は、グリーンスムージーを飲みはじめたことを誰にも話していませんでした。このときは、特に目立った健康問題を抱えていたわけではなく、グリーンスムージーに対して、劇的な変化を期待していたわけではありません。目に見えるような老化現象は避けたいと思っていた程度だったのです。

　しかし、不規則なペースで1ヵ月ほどグリーンスムージーを飲んでいたら、物心がついた頃から体にあったホクロとイボが、ポロリと取れたのです。また、体はかつてないほどエネルギーに満ちあふれてきました。そこで、私は、この体験を家族や友人たちに話しはじめました。

　変化はこれだけにとどまりませんでした。今まで、夜になるとナッツやローフードのクラッカーなど、お腹にたまる食品を無性に食べた

くなったのですが、その衝動が完全になくなりました。そして、顔の
しわが全体的に薄くなりはじめ、若返ったとほめられることが多くな
りました。爪は強くなり、視力も回復し、朝起きたときの口の中の不
快感が消えて、常に爽快感が味わえるようになりました。こんなこと
は子供のとき以来です。

　ついに私が追い求めてきたことがかないました！　毎日十分な量の
グリーンを摂取すると、体は軽く、いつも元気で、味覚にも変化が出
てきます。

　私の体はグリーンを強く欲していて、数週間にわたってほぼグリー
ンスムージーだけを飲んで過ごしました。そのうち、果物や野菜をそ
のまま食べるようになり、油っぽい食品を食べたいという欲求は急激
に減少しました。

　また、海藻と塩分もいっさいとらなくなりました。以前は、数種類
のカットした野菜と大きなアボカド１つ、海塩、たくさんのタマネギ
とオリーブオイルを使った山盛りのサラダを食べていましたが、いつ
の頃からか、レモン汁をかけただけのレタスとトマトを味わって食べ
るようになっていました。

　「人間の体はグリーンを欲する」ということを、私は身をもって体
験したのです！

　今まで食べていた食事を食べたいという衝動もなく、シンプルに食
べることに深い満足感を得られるようになったのです。

●体の変化を体感

　ある日、カリフォルニアにある芝生の長い道を夫と歩いていたとき
のこと、道の脇に生えている雑草の濃い緑色のシャキッとした枝を見
ていたら、突然唾液が出てきてしまいました。私は、手を伸ばして食

べてしまいそうになる衝動を抑えるのに精一杯でした。

　さらに、もう一つ大きな変化が起きました。

　今までは、体が疲れると不健康な食品を食べたくなることがありました。旅行中に飛行機の中で一晩過ごしたときや車を長時間運転した後など、こってりしたローフードの料理や、10年以上も食べていない懐かしいロシアの伝統的な煮込み料理を無性に食べたくなるのです。その欲求はとても強くて、我慢できずにイライラと衝動に任せて、ローフードのチーズとクラッカーなどをその場でつくるか、夜遅くてもナッツを大量に食べてしまうこともありました。このような経験は、私だけでないと思います。

　グリーンスムージーを飲む習慣ができる前は、夜10時過ぎに仕事から帰宅したとき、食欲の衝動を抑えるため、頭を仕事から読書やビデオ鑑賞などリラックスできるものに切り替えるように意識していました。でも、りんごやナッツに手が伸びてしまうと、やめられなくなってしまい、いつまでたっても満腹感や満足感が得られない状況に何度も陥りました。

　自分の意志で、家にある食べ物に触れないように我慢していましたが、不満な気持ちを抱え、絶えず食べ物のことばかりが頭に浮かんでいました。

　しかし、グリーンスムージーを飲みはじめてからというもの、今まであった食べ物に対する強い欲求が消え去ったことをすぐに実感したのです。

● **家族とともにグリーンスムージー生活**

　私が自分の体の変化について報告する以前から、夫のイゴールはすでに私の食生活の変化に気がついていたようです。

職場での忙しい一日を終えて帰宅したとき、以前はりんごやナッツを食べたり、またはその食欲を抑えようとしてイライラしていた私が、なぜか、リラックスした気持ちで本を読んだり会話をすることで満たされるようになっていたからです。

　私の体調がよく、夕方以降に安定した気持ちで過ごしているところを目の当たりにし、イゴールも一緒にグリーンスムージーを飲みはじめました。私がグリーンスムージーをつくっていると、自分にも「緑のやつ」を1杯注いでほしいと言うようになったのです。

　このころには、私も夫も何か病気を抱えていたわけではなかったため、健康状態が改善しているのか、ただ単にグリーンスムージーを発見してワクワクしているだけなのかが判断しにくい状況でした。しかし、ほどなく自分たちが若返っていることに気づきはじめました。

　グリーンスムージーを飲みはじめて2ヵ月で、夫のヒゲがまるで私たちが出会った頃のように黒々とした色に生え変わりました。イゴールは喜びのあまり、毎日早朝から家族のために、10ℓものグリーンスムージーをつくるのが日課になりました。

　セルゲイとヴァリヤも、健康的な毎日を送っていましたが、日々のローフード生活にグリーンスムージーを取り入れることを楽しんでいました。子供たちは、睡眠時間の短縮、排泄のさらなる改善、爪の強化、そして悩んでいた歯の状態がよくなったことで、自分たちの体の変化を感じていたのです。

●「緑の波」が広がった

　一つだけ恐れていたこと。

　それは、ある日突然グリーンスムージーに飽きてしまって、「もう飲みたくない」と思ってしまうことでした。しかし6ヵ月間、毎日欠

かさず飲み続けるうちに、ますます好きになっていきました。

　現在、私の食生活の80％はグリーンスムージーです。それ以外には、フラックスクラッカー、サラダ、フルーツ、ときどき種子やナッツを食べることもありますが、今やグリーンスムージーなしの生活なんて考えられません。

　私は、常に新鮮なグリーンスムージーがつくれるように、職場にもバイタミックスのブレンダーを購入しました。

　お客さまや友人がオフィスにやってくると、必ずといっていいほど、私のパソコンの隣にある、緑色の液体が入った大きなグラスに注目します。そこで私は、グリーンスムージーを試飲してもらいます。

　うれしいことに、どのような食生活を送っている人でも、グリーンスムージーをおいしいと感じてくれます。また、予想もしていなかったことですが、まわりの友人や職場の人から、オフィスで飲むたった1杯のグリーンスムージーのおかげで健康状態が改善したとの報告を受けるようになりました。

　会社のウェブデザイナーは、不定期ながらグリーンスムージーを飲み続けたことによりローフードを欲するようになり、その結果、数ヵ月のうちに体重が7kg減りました。

　通りを挟んだ向かいのオフィスに勤める女性は、ほとんど毎日コップ1杯のグリーンスムージーを飲んでいただけで、体の湿疹がなくなりました。宅配便の配達員にも気に入ってもらえました。

　皆さんがグリーンスムージーを好意的に受け入れてくれたことが自信となり、私は「グリーンスムージー讃歌」という記事を書き上げ、メールアドレスを知っているすべての人に送りました。すると、ほどなくして、力強く前向きな反応が返ってきました。

　たくさんの友人、生徒、仕事の関係者から詳細な体験談が寄せられ

てきました。この反応や結果を役立てなければならない。私はグリーンスムージーに関するリサーチを続けなければいけないという思いにかき立てられました。

　グリーンスムージーを試した人は、すばらしい効果を実感し、日ごとにスムージーを飲む人の数は増え続け、やがて大きな「緑の波」となったのです。

注）Vitamix（バイタミックス）

　高速ブレンダーと呼ばれる Vitamix（バイタミックス）社や Blendtec（ブレンドテック）社のブレンダーは、一般的なブレンダーとは別物。最大で毎分 3 万 7000 回転するため、刃がとがっていないのに、木の角材のような固いものでも粉砕でき、2 馬力のパワーをもつモーターを内蔵している。通常のブレンダーは新品の刃がとがっている間はグリーンの固いセルロースを破壊できるが、使っているうちに刃が摩耗してフルーツやグリーンが細かく粉砕されなくなり、すぐにオーバーヒートするようになる。著者もいくつかのブレンダーを故障させた後、1994 年頃にバイタミックス社製のブレンダーを購入。今でも新品のように機能している。

chapter 4
人間は本当はグリーンが好きだった

●グリーンは栄養の宝箱

緑の葉は、これまでまともな食べ物として認識されていませんでした。ですから、食品ピラミッドの中の一つの食品群として存在すらしていないのです。

にんじんの葉は、私たちが常食している根の部分に比べて数倍もの栄養素を含んでいます。しかし、その葉っぱはうさぎや羊、牛が食べるものだという固定観念により、私たちはサラダなどに入れて食べませんでした。それどころか、にんじんという植物の中の最も栄養価の高い部分を習慣的に捨ててしまっているのです。

根の部分は糖分と水を多く含むため、人間の味覚は食べやすいと感じますが、葉を口にすると誰もが苦いと感じます。でも、その苦みには、豊富な栄養素が詰まっているのです。

49 〜 51 ページの表は、ビーツ、パセリ、カブの 3 種類の野菜の「根」と「葉」に含まれる栄養素を比較しています[14]。

根が葉よりも多く含んでいる要素は、カロリー、炭水化物と糖分だけです（カブは除く）。この 3 つの要素によって、私たちは、根は葉よりも食べやすいと感じるのです。

根と葉の栄養素比較

ビーツ100gに対して

栄養素	ビーツ	ビーツの葉
カロリー	43.00	22.00
タンパク質（g）	1.61	2.20
脂肪（g）	0.17	0.13
炭水化物（g）	9.56	4.33
繊維-総量（g）	2.80	3.70
糖分-総量（g）	6.76	0.50
カルシウム（mg）	16.00	117.00
鉄（mg）	0.80	2.57
マグネシウム（mg）	23.00	70.00
リン（mg）	40.00	41.00
カリウム（mg）	325.00	762.00
ナトリウム（mg）	78.00	226.00
亜鉛（mg）	0.35	0.38
銅（mg）	0.08	0.19
マンガン（mg）	0.33	0.39
セレニウム（mg）	0.70	0.90
ビタミンC（mg）	4.90	30.00
チアミン（mg）	0.03	0.10
リボフラビン（mg）	0.04	0.22
ナイアシン（mg）	0.33	0.40
ビタミンB$_6$（mg）	0.07	0.11
葉酸-総量（mcg）	109.00	15.00
食品-葉酸（mcg）	109.00	15.00
葉酸-DFE（mcg_DEF）	109.00	15.00
ビタミンB$_{12}$（mcg）	0.00	0.00
ビタミンA（IU）	33.00	6326.00
レチノール（mcg）	0.00	0.00
ビタミンE（mg）	0.04	1.50
ビタミンK（mcg）	0.20	400.00
脂質-飽和脂肪（g）	0.03	0.02
脂質-単価不飽和脂肪（g）	0.03	0.03
脂質-多価不飽和脂肪（g）	0.06	0.05
コレステロール（mg）	0.00	0.00

根と葉の栄養素比較

パセリ100gに対して

栄養素	パースニップ（根）	パセリ
カロリー	75.00	36.00
タンパク質（g）	1.20	2.97
脂肪（g）	0.30	0.79
炭水化物（g）	17.99	6.33
繊維-総量（g）	4.90	3.30
糖分-総量（g）	4.80	0.85
カルシウム（mg）	36.00	138.00
鉄（mg）	0.59	6.20
マグネシウム（mg）	29.00	50.00
リン（mg）	71.00	58.00
カリウム（mg）	375.00	554.00
ナトリウム（mg）	10.00	56.00
亜鉛（mg）	0.59	1.07
銅（mg）	0.12	0.15
マンガン（mg）	0.56	0.16
セレニウム（mg）	1.80	0.10
ビタミンC（mg）	17.00	133.00
チアミン（mg）	0.09	0.09
リボフラビン（mg）	0.05	0.10
ナイアシン（mg）	0.70	1.31
ビタミンB_6（mg）	0.09	0.09
葉酸-総量（mcg）	67.00	152.00
食品-葉酸（mcg）	67.00	152.00
葉酸-DFE（mcg_DEF）	67.00	152.00
ビタミンB_{12}（mcg）	0.00	0.00
ビタミンA（IU）	0.00	8424.00
レチノール（mcg）	0.00	0.00
ビタミンE（mg）	1.49	0.75
ビタミンK（mcg）	22.50	1640.00
脂質-飽和脂肪（g）	0.05	0.13
脂質-単価不飽和脂肪（g）	0.11	0.29
脂質-多価不飽和脂肪（g）	0.05	0.12
コレステロール（mg）	0.00	0.00

根と葉の栄養素比較

カブ100gに対して

栄養素	カブ	カブの葉
カロリー	28.00	32.00
タンパク質（g）	0.90	1.50
脂肪（g）	0.10	0.30
炭水化物（g）	6.43	7.13
繊維-総量（g）	1.80	3.20
糖分-総量（g）	3.80	0.81
カルシウム（mg）	30.00	190.00
鉄（mg）	0.30	1.10
マグネシウム（mg）	11.00	31.00
リン（mg）	27.00	42.00
カリウム（mg）	191.00	296.00
ナトリウム（mg）	67.00	40.00
亜鉛（mg）	0.27	0.19
銅（mg）	0.09	0.35
マンガン（mg）	0.13	0.47
セレニウム（mg）	0.70	1.20
ビタミンC（mg）	21.00	60.00
チアミン（mg）	0.04	0.07
リボフラビン（mg）	0.03	0.10
ナイアシン（mg）	0.40	0.60
ビタミンB_6（mg）	0.09	0.26
葉酸-総量（mcg）	15.00	194.00
食品-葉酸（mcg）	15.00	194.00
葉酸-DFE（mcg_DEF）	15.00	194.00
ビタミンB_{12}（mcg）	0.00	0.00
ビタミンA（IU）	0.00	0.00
レチノール（mcg）	0.00	0.00
ビタミンE（mg）	0.03	2.86
ビタミンK（mcg）	0.10	251.00
脂質-飽和脂肪（g）	0.01	0.07
脂質-単価不飽和脂肪（g）	0.01	0.02
脂質-多価不飽和脂肪（g）	0.05	0.12
コレステロール（mg）	0.00	0.00

このデータにはたくさんの驚くべき事実が含まれています。たとえば、ビーツの葉には根の7倍のカルシウム、192倍のビタミンAが含まれています。また、カブの葉には根の2500倍ものビタミンKが含まれているのです。

　同じ植物でも、部位によって栄養素の量が圧倒的に異なるという事実は、誰の目から見ても明らかです。

　多くの人が慢性的な栄養不足に悩む中、根野菜についている高い栄養価をもつ葉の部分が毎年何トンも捨てられているのです。

●グリーンはおいしい食べ物

　私たちは、なぜ、グリーンをおいしいと思わないのでしょうか？私たちの体は、必要としているものを本能的に求めるほど賢くはできてはいないのでしょうか？

　まれにグリーンが大好きで、体がグリーンを欲しがるという人がいます。こういう人たちに共通することは、赤ちゃんのときに親からお菓子や揚げ物などの刺激物を与えられなかった、ということだそうで

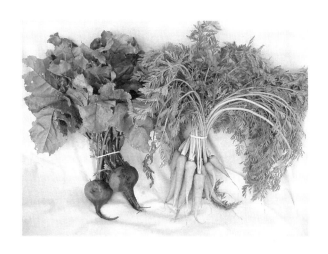

す。

　私は、この人たちを心底うらやましく思います。彼らはきゅうりやトマトが大好物で、サヤエンドウを見るだけで唾液が出るといいます。

　友人のヴァネッサは、「いつも、シンプルな食べ物が一番おいしいと感じてきたわ。素材をそのままの状態で食べない限り、そのエッセンス（貴重な栄養素）に感謝することができないし、素材そのものを食べることで、本来の味を楽しむことができるの。母も私もパーティでは、チーズの下に敷かれた緑の葉っぱだけを食べるわ。チーズの上にケールが乗っていたらいいんだけど、まあ、葉っぱがあるだけいいわね」と言っていました。

　しかし、ほとんどの人は、パーティに招待されてテーブルにきゅうり、トマト、エンドウ豆やグリーンだけが敷き詰められたお皿が並んでいたら、びっくりするでしょう。

　私たちが、砂糖、カフェイン、精白小麦などの刺激物を求める現象は、体が正常に機能していないことが原因なのではないでしょうか。

　過去数世紀の間に、人間の体は大幅に変化し、加工していない自然な食品よりも刺激の強い食べ物のほうがおいしいと感じるようになってしまいました。

　しかし、いくらおいしいからといって、現実的にチョコレートとパスタだけを食べて生き延びることはできません。また、人間はどんなに命に関わる重病を抱えていたとしても、味気のないさびしい食生活を送ることを嫌がります。

　そんな中で、多くの人は「何を食べるべきなのか」「より健康になるためには、子供に何を食べさせたらいいのか」という質問を繰り返し続けています。

　「グリーンスムージー」は栄養価が高いだけでなく、子供たちも含

め誰もがおいしく飲めます。体が正常になれば、私たちの体は健康的な食べ物を好み、また自然に求めるようになるのです。

　人間は自然に反する欲求を乗り越えて、本来の健康的な食生活をもう一度取り戻す必要があります。

chapter5
グリーンを一つの食品群として独立させよう

● **野菜の分類が必要**

　私には常々不思議に思っていることがあります。それは、ケール、ロメインレタス、ほうれん草、にんじんの葉などのグリーンが、すべて「野菜」というカテゴリーに分類されてしまっていることです。

　グリーンは、見た目も、含まれている栄養素も、その他の野菜とはまったく異なります。それなのに、「野菜」という食品群でひとくくりにしてしまうのはなぜなのでしょうか。

　以前、地元の自然食品店で働く農産物担当マネージャーが、150種類以上の農産物が、すべて単一の「野菜」というカテゴリーに収められているため、多くのお客さんは探しているものをなかなか見つけられない、とぼやいていました。彼は、農産物セクションを担当して10年以上のベテランなのですが、類似する特徴をもつ野菜ごとに、もう少しカテゴリーを細分化したほうがいいと言っています。

　たとえば、にんじん、ビーツ、大根などは「根野菜」、ブロッコリー、カリフラワー、アーティチョークなどは「花野菜」、きゅうり、ズッキーニ、かぼちゃ、トマトなどは「甘くないフルーツ」というように分類したらどうでしょうか。

野菜を店に置く場合、類似する栄養素をもつ野菜を集めれば、買い物客は、探しているものをすぐに見つけることができるのではないでしょうか。そればかりではなく、今まで見過ごしていた植物を気にとめて、食べる野菜のバリエーションが増えるかもしれないのです。

　なぜ、野菜は特徴ごとに分類されていないのか。それは、野菜が、きちんと分類する価値があるものとして認識されていないからです。

　ごく普通のスーパーでも、野菜以外の部門は、詳細なカテゴリーに分類されています。精肉部門は、鶏肉、魚、肉などに分かれ、肉はさらに子牛、挽き肉、骨、ベジタリアンミートなどに細かく分かれ、部位ごとにもきちんと分類されます。チーズも独自のカテゴリーをもっています。

　しかし、農産物のセクションは、常にいっしょくたの状態なのです。

●食べ合わせの疑問

　野菜がきちんと分類されていないと、健康に害をもたらすことも考えられます。

　多くの栄養学者は、「正しい食べ合わせが重要だ」[15] という考えをもっています。私はよく、「フルーツとグリーンを組み合わせるのは、正しい食べ合わせなのか」と質問されることがあります。「フルーツと野菜の食べ合わせはよくない」と言われているからです。

　たしかに、一回の食事で、デンプン質の野菜と酸味の強いフルーツと野菜を組み合わせるのはよくありません。このような食べ合わせは、腸の中で発酵し、ガスが発生しやすくなります。

　しかし、グリーンはデンプン質ではありません。その他の野菜とは性質が異なるのです。グリーンは、消化酵素の分泌を活性化させることによって、他のあらゆる食品の消化を助ける唯一の食品群です。だ

から、グリーンはどんな食品と組み合わせてもいいのです。

　グリーンとその他の野菜を別々に分類すれば、私たちは食べ合わせで混乱することはありません。

　ちなみに、チンパンジーは一つの木から果物と葉を同時に摂取します。ジェーン・グドール博士をはじめとするチンパンジーの研究者は、サンドイッチのように葉の中に果物を挟んで食べる彼らの姿も目撃しているそうです。

●人間が最も必要としている食べ物──グリーン

　「グリーン」と「野菜」が同一のカテゴリーに分類されていることによって生じた誤解がもう一つあります。それは、「グリーンには、タンパク質があまり含まれていない」という間違った考えです。実はグリーンはタンパク質の宝庫なのです。このことについては、のちほど詳しくご説明しましょう。

　私は、「グリーン」を「野菜」というカテゴリーから切り離さなければならないと考えています。グリーンが「野菜」として分類されてしまったことが原因で、今まででグリーンの優れた成分が注目されることなく、十分な研究もされてこなかったのです。

　世界中のほとんどの言語に、「グリーン」を意味する適切な言葉が存在しません。「濃い緑色の葉野菜」という呼び方はとても回りくどく、牛を「角をもったミルクを出す動物」と呼ぶようなものです。

　現在、グリーンの栄養素に関する完成されたデータは存在しません。この本を執筆するにあたり、さまざまな国の本や雑誌から情報を集めましたが、まだいくつかの情報が不足しています。にんじんの葉に含まれる栄養素の含有量は、どこを探しても見つけることができませんでした。

しかし、今、存在するデータだけでも、「グリーンは人間が必要とする栄養素を最も満たしてくれる第一の食品群である」ことを立証するには十分です。

　次ページの表は、米国農務省が推奨する必要不可欠なミネラルとビタミン、そしてケールとラムズクオーター（野草）に含まれるそれぞれの栄養素の量が記載されています。これを見れば、一目瞭然。グリーンは人間が最も必要とする食品であると結論づけられるのです。

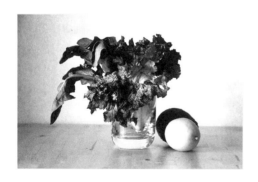

必須ミネラルとビタミン含有量

ケールとラムズクオーター（野草）

栄養素 適量摂取量または1日あたりの推奨摂取量[16]	ケール 450gあたり	ラムズクオーター 450gあたり
葉酸-400mcg	132mcg	136mcg
ナイアシン-16mg	4.8mg	5.4mg
パントテン酸5mg	0.68mg	0.45mg
リボフラビン(B$_2$)-1.3mg	0.68mg	0.9mg
チアミン(B$_1$)-1.2mg	0.68mg	1.8mg
ビタミンA-900mcg	21,012.0mcg	15,800.0mcg
ビタミンB$_6$-1.3mg	68.0mg	8.0mg
ビタミンB$_{12}$-2.4mcg	データなし	データなし
ビタミンC-90mg	547.0mg	363.0mg
ビタミンD-5mcg	データなし	データなし
（適度な日光への露出の欠如に基づく)*	注釈参照	注釈参照
ビタミンE-15mg	データなし	データなし
ビタミンK-120mcg	3,720.0mcg	データなし

ミネラル

カルシウム-1,000mg	615.0mg	1403.0mg
鉄-10mg	7.5mg	5.4mg
マグネシウム-400mg	155.0mg	154.0mg
リン-700mg	255.0mg	327.0mg
カリウム-4.7g	2.1g	2.1g
ナトリウム-1.5g	0.2g	0.2g
亜鉛-15mg	2.0mg	1.8mg
銅-1.5mg	1.4mg	1.4mg
マンガン-10mg	3.4mg	3.6mg
セレニウム-70mcg	4.0mcg	4.1mcg

*平均的な白人が年間の4分の3の期間、1日5分程度週に2、3回、顔、手、腕を日光にさらすことで、食事によるビタミンDの摂取が不要になる。

chapter6

グリーンにはタンパク質がいっぱい

●タンパク質の過剰な摂取がもたらすもの

　すべてのタンパク分子は、アミノ酸鎖から成り立っています。特に、私たちの体内で合成できない9種類のアミノ酸は、食を通して摂取しなければならないもので、「必須アミノ酸」と呼ばれています。

　ですから、人間は食事の中に、9種類の適正な量のアミノ酸を取り入れる必要があるのです。

　T.コリン・キャンベル博士は著書『チャイナ・スタディ』の中で、米国で推奨されている1日あたりのタンパク質の摂取量は多過ぎると指摘しています。この指摘は、チンパンジーと人間の食生活を比較する研究からも明らかになっており、「チンパンジーは食生活の中で果物を重要視するため、比較的少量のタンパク質の摂取量を保っている」[17]とあります。

　私は、さまざまなグリーンに含まれる栄養素の量を確認してきましたが、植物は種類ごとにアミノ酸の量が異なることを発見しました。つまり、たくさんの種類のグリーンを摂取すれば、すべての必須アミノ酸を豊富に取り入れることができるということです。

　次ページの表は、ケールとラムズクオーターに、それぞれ含まれる

すべての必須アミノ酸の量をまとめたものです。

　ケールを選んだのは、アメリカのごく一般的なスーパーや野菜市場で入手できるからで、ラムズクオーターはさまざまな気候の中で生育する最も一般的な野草の一つだからです。アメリカの農家の人なら、誰でもラムズクオーターを判別することができるはずです。

必須アミノ酸含有量

ラムズクオーター（野草）とケール

アミノ酸	成人の推奨摂取量 （mg/1日）	ラムズクオーター 450gあたりの含有量(mg)
ヒスチジン	560	527
イソロイチン	700	1149
ロイチン	980	1589
リシン	840	1670
メチオニン + シスチン	910	222 + 404 = 626
フェニルアラニン + チロシン	980	754 + 795 = 1549
トレオニン	490	740
トリプトファン	245	173
バリン	700	1026

アミノ酸	成人の推奨摂取量 （mg/1日）	ケール 450gあたりの含有量(mg)
ヒスチジン	560	313
イソロイチン	700	895
ロイチン	980	1051
リシン	840	895
メチオニン + シスチン	910	145 + 200 = 345
フェニルアラニン + チロシン	980	766 + 532 = 1298
トレオニン	490	668
トリプトファン	245	182
バリン	700	820

表の中央の列は、平均的な大人に推奨されるアミノ酸の摂取量[18]で、右の列は、ラムズクオーターとケールそれぞれに含まれるアミノ酸の量です。これを見ると、緑の葉野菜に含まれるアミノ酸は、1日あたりの推奨摂取量と同等あるいはそれ以上であることがわかります。

　約450 gのケールには、米国農務省が推奨する1日あたりのタンパク質の摂取量以上のタンパク質が含まれています。

　現在、「根」「茎」「花」「芽」「葉」といった植物の部位は、すべて「野菜」というカテゴリーにまとめられてしまっています。そのため、植物の各部位は、それぞれ異なる性質をもっていることが見過ごされてしまい、「グリーンにはタンパク質が豊富に含まれていない」という誤解が生じてしまったのです。

　このまちがった情報が、何十年にもわたって人々を苦しめ、私たちは栄養不足の状態に陥ってしまいました。

　グリーンがもつ栄養素に関する研究があまりなされていなかったことが、多くの専門家を始めとするたくさんの人たちに混乱をもたらしました。

　ジョエル・ファーマン博士は著書 Eat to Live の中で、「医師や栄養士さえも、グリーンを大量に食べることで多量のタンパク質を得られるという事実に驚いている」と書いています。

●野菜のタンパク質は人間にやさしい

　「タンパク質は何から摂取すればいいの？」という質問が繰り返されてきました。今まで、グリーンの中に、すぐに補給できる豊富な必須アミノ酸が含まれていることが広く認識されていませんでした。そのため、私たちは、一般的なタンパク源とされている食品群から摂取しようとしてきました。しかし、肉、乳製品、魚などに含まれる複合

タンパク質とフルーツ、野菜、そしてとりわけグリーンに含まれる個々のアミノ酸には、その性質に大きな違いがあります。

　人間の体にとって、グリーンに含まれる個々のアミノ酸からタンパク質をつくりだすよりも、牛や鶏などの異なる生物がもつ異質なパターンの複合タンパク質からタンパク質をつくりだすほうが大きな負担を強いられます。

　あなたが、愛娘にウエディングドレスをつくるという状況で、複合タンパク質と個々のアミノ酸の違いを説明してみましょう。

　牛肉などの動物性食品に含まれる複合タンパク質を摂取するのは、古着屋で誰かがかつて着ていたドレスをいくつも買ってきて、何時間もかけてそれぞれのドレスから好みのパーツを切り抜き、新しいドレスになるように縫い合わせていく作業と同じです。多大な時間とエネルギーを使うと同時に、大量のゴミが出ます。第一、こんな方法では完璧なウエディングドレスはつくれません。

　一方、グリーンからアミノ酸を摂取するのは、娘と一緒に生地屋に行き、新品の生地とレース、ボタン、リボン、刺繍糸やパールなどを１つ１つ選ぶのと同じプロセスです。これなら、娘の体にぴったりと合った美しいドレスをつくることができるでしょう。

　グリーンを食べることは、太陽と葉緑素でつくられた新鮮なアミノ酸を体のために買い求めることです。私たちの体は、それを使って一人ひとりの独自の DNA に合わせて必要なパーツを補っていくのです。

　反対に、まったく異なるアミノ酸の組み合わせをもつ牛や豚などの生物のタンパク分子から自分の体に合った完璧な分子をつくりだす場合、体は膨大なエネルギーを使います。さらに、たくさんの消化しにくい不必要な物質をも受け入れなければなりません。これらはゴミのように私たちの血液中に長くとどまり、アレルギーをはじめとするさ

まざまな健康問題を引き起こす原因となります。

●動物性タンパク質に対する誤解

　ハーバード大学公衆衛生大学院の W.A.ウォーカー博士は、「不完全消化されたタンパク質の小片は、小腸から血流に吸収されることがある。分子が吸収されることにより、食品アレルギーや免疫障害を引き起こす一因となる」[19] と報告しています。

　皮肉なことに、この不完全なタンパク質源（動物性タンパク質）の摂取が原因で、多くの人は必須アミノ酸の欠乏を引き起こします。それは、健康に害をもたらすだけでなく、その人の人生観や感情、態度にも多大な影響を与えるのです。

　神経伝達物質をつくりだすうえで、体はチロシン、トリプトファン、グルタミン、ヒスタミン等の必須アミノ酸を使います。神経伝達物質は脳細胞間の情報伝達を円滑化する天然自然薬物のことであり、人の感性、記憶、態度、振る舞い、学習能力や睡眠パターンを支配しています。ここ 30 年、神経伝達物質は精神衛生研究の焦点であり続けています。

　栄養心理学の専門家であるジュリア・ロス氏によると、人体はいくつかのアミノ酸が不足すると、メンタルと生理的なバランスが崩れ、不必要なものへの強い欲求を引き起こすことがあるそうです[20]。たとえば、チロシンとフェニルアラニンが不足した場合、以下の症状を引き起こす可能性があります。

　・うつ状態
　・集中力の欠如
　・エネルギー欠乏
　・注意力欠如障害（ADD）

さらに、これらのアミノ酸が不足した場合、以下の物質を摂取したいという強い欲求が生まれることがあります。

　・甘いお菓子
　・アスパルテーム（人工甘味料）
　・カフェイン
　・デンプン
　・アルコール
　・コカイン
　・チョコレート
　・マリファナ
　・タバコ

　公的情報源から入手したデータ[21]をもとに鶏肉とエンダイブについて、この2種類の必須アミノ酸を摂取できる量をそれぞれ計算してみました。

	鶏肉（1人分）	エンダイブ（1株）
チロシン	222 mg	205 mg
フェニルアラニン	261 mg	272 mg

　これを見ると、一般的に考えられている以上にグリーンには高品質のタンパク質が豊富に含まれていることがわかります。
　T. コリン・キャンベル博士の説明によると、「『低品質』とされている、緩やかだが確実にタンパク質を合成する植物性タンパク質が、最も健康的なタンパク源である証拠は十分に示されている」[22]とあります。
　たとえば、グリーンから摂取するタンパク質にはがんを引き起こす

副作用はありません。それなのに、十分に研究がなされていないという理由だけで、多くの栄養書には、グリーンがタンパク源として記されていないのです。

●グリーンから良質のアミノ酸を

　グリーンには、草食動物の筋肉を形成するために十分なタンパク質が含まれています。私がアメリカに来て初めてできた友人で、ハーバード大学心理学部の学士号をもつ農場主であるピーター・ハガーティが、次のような体験を話してくれました。

　「農場の羊に、粉砕とうもろこしやオート麦などの濃縮食品を与えると、急速な体重増加が起きるが、若い羊が54kgまたは屠殺体重の90％に達すると、摂取した濃縮食品を筋肉ではなく脂肪に変えはじめる。消費者は、その脂肪を切り取って捨てるため、不都合だ。一方、草を食べさせた場合、成長速度は遅いが、ごくわずかな量の脂肪をつけながら屠殺体重に達する。濃縮食品は燃えやすい脂肪を簡単につけ、草は良質な筋肉をつけるのだ」

　グリーンは、個々のアミノ酸という形でタンパク質を供給します。この種のアミノ酸は、複合タンパク質よりも体にとって効率的なアミノ酸です。

　多種多様なグリーンが、私たちの体が元気でいられるために必要なタンパク質すべてを供給してくれるのです。

chapter 7
食物繊維は"魔法のスポンジ"

●排泄に大切なもの

　バーナード・ジェンセン博士は、世界で最も有名な栄養学の専門家であり、多数の栄養学の本を執筆しています。彼は、次のように述べています。

　「どのような体内浄化プログラムも、結腸をきれいにすることから始める必要がある。（中略）私がこの50年間、さまざまな病気、障害、疾患を治す手助けをしてきた中で明白になったことは、ほとんどの健康障害は、正常ではない排便に根本的な原因があるからである。30万人の患者を見てきて言えることは、どんな効果的な治療を施す場合でも、その前に腸を手入れすることが必須である」[23]

　人間が食物繊維を摂取する最大の理由は、円滑な排泄です。

　排泄は、自然によって細部の働きまで完成された非常に複雑なシステムです。人間の体は優れた構造になっていて、死んだ細胞を含む体中に散らばっている毒素は、毎日排出されるべく結腸に集まってきます。結腸は直視できないほどにおぞましい毒素だらけの老廃物でいっぱいになりますが、これを排出するのが食物繊維なのです。

　食物繊維なくして、完全な排泄は不可能です。

食物繊維は、主に水溶性繊維と不溶性繊維の2つに分けられます。

　水溶性繊維は、果物、豆類、オーツ麦のふすまとチアシードなどに含まれるゼリー状の物質で、結腸の容量を広げることで排便を手助けします。また、小腸の中のコレステロールを結合させて、体の外に排出します。

　さらに、りんごに含まれるペクチンやチアシード、オートミール、マメ科の植物やマンゴーに含まれるグアーガムなどの水溶性繊維は、食べ物の糖の放出を緩やかにします。糖が体内から出にくくするので、糖尿病のリスクを低下させてくれる物質ということもいえるでしょう。

　不溶性繊維は主にグリーン、植物の皮、ナッツ、種子、豆、穀物の皮に含まれます。不溶性繊維を顕微鏡で見ると、見た目はまるでスポンジのようで、実際、優れた吸収力をもつスポンジとして機能します。

　繊維のかけら一つひとつは、その大きさの何倍もの毒素を吸収します。まるで、台所の汚れを掃除するスポンジのように、繊維質のスポンジはあっという間に汚れを吸収し、拭き取ってくれるのです。

　水溶性繊維もまた、体内の毒素をつかみ取り、体の中からトイレへと押し出してくれます。水溶性繊維はどんなスポンジよりも優れていて、その大きさの何倍もの毒素を吸収できるため、私はこれらを"魔法のスポンジ"と呼んでいます。

●**毒素を外に出す食物繊維**

　食物繊維を摂取しないと、有害な毒素が体内にどんどん蓄積されていきます。

　人間は、これら大量の毒素を定期的に排出しなければなりません。

　私たちの体の組織の中で、腸は体の中の「下水システム」としての機能をもち、すべての毒素が腸に集まるようにつくられています。

さて、この毒素はどこからやってくるのでしょう？

　埃やアスベストの吸入、未消化の食べ物、体内に摂取した重金属や農薬以外に、体内の死んだ細胞から多数の毒素が排出されています。細胞はとても小さいので、体内の老廃物全体の中で占める割合はそんなに大きくないと思いがちですが、よく考えてみてください。

　毎年、私たちの体内に存在する原子の98％が入れ替わる [24] ということは、年間31〜45kgの死んだ細胞が排出されていることになります。

　細胞は死んだそばから腐敗が始まるため、体内で最も有害な毒素に変化します。そのため、十分な量の食物繊維を摂取しないと、体が処理できないほど大量の排泄物が蓄積されてしまうことになります。

　スポンジがなければ、台所をきれいに掃除できないのと同じで、人間の体は食物繊維なしには排泄ができません。

　食物繊維が不足すると、まず始めに皮膚が排泄の仕事を代わりに引き受けようとして、皮膚の表面が固くなり、凹凸ができはじめます。それだけではありません。体は排泄するためにすべての機能を駆使しようとします。腸が詰まっている場合は、目、鼻、喉から通常より多くの粘液が分泌され、汗もたくさんかきます。

　しかし、それは、家から出た大量のゴミを、台所のドアではなく、小さな窓から無理やり押し出そうとしている状態と同じです。

　私たちは、十分な量の不溶性繊維を体に取り入れることで、ドアの鍵を開けて、より簡単な方法で毒素の排出を可能にするのです。

●水分と食物繊維が排泄を促す

　私たちが最適な健康状態を保つためには、どのくらいの量の食物繊維を摂取する必要があるのでしょうか。調査によると、野生のチンパ

ンジーは、1日に平均300gの食物繊維を摂取します[(25)]。それを聞いたとき、自分が1日どれくらいの食物繊維を摂取しているかを調べました。すると、ジュースばかり飲んでいた時期だったこともあり、1日わずか3gしか摂取していないことが判明しました。

　当時、私は、フルーツと野菜をわざわざ噛んで食べる代わりに、絞ってジュースにしていたのです。それには理由がありました。30年ほど前に初めて読んだジュースに関する本に、食物繊維は消化されにくく、栄養素もなく、腸管への負担にしかならないと書かれていたからです。それ以来ジュースをつくるのが習慣になり、何週間にもわたって飲み続けることで毒素を排出しようとしていました。それで、健康的な食習慣を保っていると勘違いしていたのです！

　300gと3gの差に愕然としました。さらに、ジュースばかりを飲んで、食物繊維をいっさいとらないことがいかに健康に害を及ぼすかということに気がつき、大切な食物繊維をもうこれ以上無駄にするわけにはいかないと決意しました。

　グリーンスムージーは、ジュースよりも確実に栄養価が高い飲み物です。ただし、特定の状況下ではジュースも健康に役立つことがあります。

　ナチュラルハイジーンを提唱するフランス人の有名な医師アルベール・モセリは、伝統的な水による断食である「シェルトニアン」メソッドの方法をあるときガラリと変えました。

　診療所で行われた4000回の長期にわたる断食を経て、「長期の断食はリスクが高く、時間の無駄である」という結論に至ったからです。

　現在は、短期間の水による断食と、食物繊維が豊富な食品と水を少量摂取する「半断食」と呼ばれる食事法を組み合わせる方法を指導しています。

「半断食」の期間には、患者たちは毎日果物と野菜をそれぞれ 450
g だけ与えられ、排泄が正常になるまで続けます [26]。

　モセリ医師によると、「半断食」を取り入れて以来、患者の排泄が
促進され、全員の舌に黒や茶色のコーティングが現れるなど、さまざ
まなデトックスのサインが確認されています。

●食物繊維の効果

　20 世紀前半から、食物繊維に関して膨大な研究がなされてきまし
た。そして現在、食物繊維がさまざまな治癒力をもっていることが明
らかになっています。ここに、いくつか食物繊維の効果を例にあげて
みましょう。

・疾患のある心臓を強化する [27]。

・コレステロールを減らし、心臓病になるリスクを低下させる。

・さまざまな種類のがんを防止。がんになるリスクが低下し、発が
　ん性物質を抑制する。

・糖尿病にかかるリスクが低下し、すでに診断されている糖尿病に
　ついては症状が軽くなる。

・糖の吸収を遅くすることで、血糖値を安定させる [28]。

・異物排除システムを強化する。

・腸の状態を健康にする。

・便秘を解消し、排便を促進する。

・胆石の発症を防ぐ [29]。

・正常な腸内細菌をつくりだす。

・減量を手助けし、食べ過ぎを抑制する。

・過剰なエストロゲンを抑制する。

・腫瘍ができるのを防ぐ。

アメリカにおける 1 日あたりの食物繊維の推奨摂取量は 30 g です
が、アメリカ人の平均摂取量は 1 日 10 〜 15 g [30] で、十分と言うに
はほど遠い量です。

　大量の老廃物を吸収して体外に送り出すには、わずか 10 g の食物
繊維では少な過ぎます。この不十分な量の食物繊維が、人間の老化の
最大の原因につながります。

　野生の動物と比較してみてください。鹿、シマウマ、ワシ、キリン
の年齢を一目見るだけで判別することはできますか？　2 歳であろう
と 15 歳であろうと、見た目にはそれほど違いはありません。野生動
物が衰えはじめるのは、死を迎える数週間前からです。

　人間の年齢は 5 歳差ぐらいまでなら、簡単に見分けることができま
す。一方で、排泄が改善されたことにより、実年齢よりも若く見られ
るようになった人たちもいます。

　人間は、1 日に 50 〜 70 g 以上の食物繊維を摂取するべきです。し
かし、食物繊維の摂取量は徐々に増やしていかなければなりません。
1 日 10 g しか摂取していない人が、翌日急に 70 g に増やしたりする
のは、危険なことです。

　長年の間、私たち人間は多量の加工食品を摂取してきました。その
結果、私たちの体は退化してきています。さらに、運動不足や 1 日の
ほとんどの時間を室内で過ごすなど、自然に反する習慣をたくさん身
につけてしまったため、健康的な習慣を取り入れる際には、時間をか
けて体を適応させなくてはなりません。

　その点、グリーンスムージーは、食物繊維の吸収を穏やかに進行さ
せます。その他の食物繊維源、とりわけ繊維の錠剤は急速な増加をも
たらし、私たちの体の中に膨張感とガスを発生させる場合があります。
不快な副作用は、食物繊維がもたらす健康効果を実感する前に、摂取

をやめてしまう原因になるので、避けることが賢明でしょう。

●フラックスシード（亜麻の種子）を上手に使う

　食物繊維は、チンパンジーの食生活を構成する重要な要素です。食物繊維が豊富なフルーツやグリーン以外に、44％が繊維で構成される植物の茎や木の皮で栄養を補い、1 日に合計 300 g の繊維を取り入れています。

　人間の食生活には、水溶性・不溶性の繊維がともに豊富に含まれているフラックスシード（亜麻の種子）が有効です。全体の 26％（14％が水溶性、12％が不溶性）が繊維で構成されていて、わずか 1/8 カップのフラックスシードに 6 g の繊維が含まれています。

　毎日の食生活に、フラックスシードを加えることをお勧めします。固い皮でコーティングされているので、栄養を最大限に取り入れるためには、そのつど、粉状にすることをお勧めします。コーヒーグラインダーまたはバイタミックスのドライコンテナを使って粉末にし、サラダやスープ、スムージーに大さじ 1、2 杯加えるといいでしょう。

　フラックスシードにはオメガ 3 脂肪酸も豊富に含まれており、抗がん作用の高い植物性栄養素であるリグニンを最も多く含む食品でもあります。

　私の家族はフラックスシードを、クラッカーまたは粉末状のフラックスミールの形で、毎日の食生活に取り入れています。夫のイゴールがディハイドレーターを使ってつくるフラックスクラッカーは、ライ麦の黒パンやサワードウでつくったトースト、みんなが大好きなロシアのキャラウェーブレッドにそっくりの味になります。

　このように工夫して、自然のスポンジである植物繊維を豊富に取り入れることをお勧めします。

chapter 8

自己治癒能力とグリーン

●自らを正常化する力をもつ人間

"我々の体を見てください！　何も直す必要がない完璧な芸術品のように神々しく創られた"——バーナード・ジェンセン博士 [31]

　生命のあるものとないものの最大の違いは、自らを修復する能力をもっているか否かということです。生きているものは環境の変化に適応できるのに対し、生命のないものは対応できず、壊れてしまうことがあります。

　植物から葉を摘み取れば、新しい葉が伸びてきます。指を傷つけてしまっても、皮膚は再生します。一方、石や建物はどんなに大きくて頑丈でも、傷ついてしまったら、自ら修復することはできません。地震や雪崩、竜巻などの天災が起きると、壊れた家や道路、発電所は、人の手がなければ建て替えられません。

　自らを修復する能力——生物が持つ驚くべき自己治癒能力こそが、すべての病気を治す唯一の力なのです。

　人間が考え出したあらゆる治療法のうち、体に備わっている「自らを正常化する力」を手助けするための治療以外に有効なものはありま

せん。リンパ、血液、ホルモンやその他もろもろが、特定の最適パラメータの中に保持されている場合のみ、人体は病気を治すことができます。

　体内のすべての物質が最適な健康状態を維持できるレベルに保つ生理的過程を「恒常性」といいます[32]。この過程は非常に複雑で、そのメカニズムは、私たちの想像の域をはるかに超えています。

　恒常性は体にとって最も重要なプロセスで、その働きを助けることが、健康を手に入れるための最良の方法です。

　しかし、いったいどうやって恒常性の働きを手助けできるのでしょうか。

　体内の恒常性の働きは、ホルモンを分泌する内分泌系と密接なつながりがあります。恒常性のバランスは、内分泌腺の働きに左右され、内分泌腺が正常な量のホルモンを放出できなければ、恒常性のバランスが崩れて、病気を発症することがあります。

　内分泌系の分泌腺と放出するホルモンは、体のほぼすべての細胞、臓器、そして機能に影響を及ぼします。内分泌系は、気分、成長と発達、組織機能、新陳代謝、性機能と生殖過程の調整を手助けします。

　体内の内分泌系は、スーパーマーケットに直結した工場のような働きをします。分泌腺や臓器から依頼された物質を、必要なときに必要な分だけ製造して供給するのです。工場が最も必要とするものは、高品質の豊富な原料です。同様に内分泌系が必要としているものは、ビタミン、アミノ酸、炭水化物、必須脂肪酸、ミネラル、微量元素を含むすべての栄養素です。ですから、良好な健康状態を保つためには、体にこれらの栄養素を供給することが不可欠ということになります。

　栄養素を効果的に供給してくれるのは、どんな食品より、グリーンが最適です。グリーンは細かく粉砕することで、その中に含まれる栄

養素がより効果的に吸収され、サラダなどに比べて何倍もの栄養素を供給します。つまり、恒常性のバランスを助ける最善の方法は、グリーンを細かく粉砕したグリーンスムージーを飲むことなのです。

　私の母がまだ生きていたときに、このことを知っていれば、と考えることがあります。若々しくて美しく、冒険心にあふれた母ががんと診断されたのは 66 歳のときで、チェルノブイリの近くの川で泳いだ 1 年後のことでした。

　当時、体が自ら治癒できる方法を明確に説明してあげられたなら、母は化学療法を拒んでいたに違いありません。化学療法に使用された有害性の化学物質が、すでに弱っていた母の恒常性を破壊したのです。今なら、恒常性の働きを破壊するのではなく助けることが、病気を治す最大のチャンスだということがわかります。母もまだ元気に生きていたかもしれません。

　グリーンの摂取量を増やしたことで、母よりもひどい状態のがんを克服した人を何人も見てきました。失われた母の命が惜しまれます。

　そんな経験があったからか、年配の人が話を聞きにきてくれると、とてもうれしくなります。私の知識によって、彼らが元気に長生きできるのではないかと思うからです。それは同時に、彼らの子供たちの幸せにつながります。

　新しい知識を得ようとする柔軟な気持ちをもつ親は、ありがたい存在です。私自身もそうであるように心がけています。

chapter 9
胃酸の重要な役割に気づこう

● **胃酸の重要性**

あなたは、自分の体内の胃酸の分泌量を把握していますか？

また、胃酸の働きが、私たちが健康な状態を保つために、どれほど重要であるかご存知ですか？

ほとんどの人が、胃酸の正常量の重要性に気がついていません。私は、今までに多くの医師のもとを訪れましたが、一度として胃酸の分泌について聞かれたことも、量を計られたこともありません。友達どうしで胃酸について話すところを聞いたこともないでしょう。

私は幸いなことに、飼い犬の健康的な食事を相談した獣医さんから、その重要性を学びました。そして、胃酸の分泌量と人間の健康の関係について書かれている本や研究論文が多数あることに驚きました。

胃酸は長年にわたって研究されてきたテーマで、ハーバード大学公衆衛生大学院の W. A. ウォーカー教授は、「医療研究者たちは、1930年代から胃液の低塩酸の重大性について懸念してきた。その重大性はいまだに完全に明らかになってはいないが、いくつかは実証されている」[33] と述べています。

胃酸性度の低下（低胃酸症）は、体が適切な量の胃酸を分泌できな

くなった際に起きる症状です。胃酸性度の低下は、消化と健康な状態を保つために必要な栄養素の吸収に、著しい影響を与えます。鉄、亜鉛、カルシウムなどのミネラルとビタミンB群（葉酸など）が体内に吸収されるには、一定量の胃酸の分泌が必要になります。胃酸がなければ栄養不足の状態となり、病気につながる場合があるのです。

●有害物質のバリアになる胃酸

　胃酸には、栄養素の吸収を促進する以外にも、さまざまな重要な機能があります。まず、胃酸は、有害な微生物、病原菌、寄生虫と卵、そして口を通って体内に入る真菌を破壊する力をもっています。つまり、胃酸が不足すると寄生虫に対するバリアがない状態になるのです。

　私は、胃腸科の専門医から、患者の胃酸のサンプルを採取する中で、本来は殺されるはずの胃の中に数種類の寄生虫が生存しているところを発見することが多々あるという話を聞きました。これを聞いて、自分の胃酸には強くあってほしいと願ったものです。

　また、胃酸は大きなタンパク分子の消化を促進します[34]。しかし、胃酸レベルが低い場合は、不完全消化のタンパク小片が血流の中に吸収されて、アレルギーや免疫障害を引き起こす危険性があるのです。

　胃酸のレベルは年齢を重ねるごとに、特に40歳を過ぎてから著しく低下します。その時期には、胃酸の低下による栄養不足が原因で、白髪が生えてくることがあります。

　胃酸は、過食、化学薬品の使用、ストレスなどが原因で体と腸管を酷使することにより、人生の早い段階から減少しはじめ、過食、特に脂肪とタンパク質の過剰摂取は胃の細胞壁をすり減らします[35]。

●嚙み砕くことの大切さ

　先住民は、歴史を通してそれぞれの環境に合わせたさまざまな食生活を送ってきましたが、一つ共通することは「大量の食物繊維を食べていた」ことです。

　研究者の予想によると、アウストラロピテクスや他の先住民は、毎日およそ150gの食物繊維を摂取していたそうです [36]。この数字を見ると、彼らの胃の酸性度は私たちよりはるかに高かったと予想できます。

　また、強固な歯、あごをもっていて、荒い繊維質の食べ物を口内で滑らかになるまで嚙み砕き、胃の中では繊維を消化するために胃酸を分泌していたのです。

　そのときから比べると、人間の体は劇的に変化してしまいました。

　簡単な実験を行ってみてください。野菜か緑の葉を、口の中でできる限り長い時間をかけて嚙み続けます。飲み込む寸前に手のひらに出して見てみましょう。その形状は、滑らかなクリーム状にはほど遠い状態であることがわかるでしょう。

　私たちの体は、微粒子状になった食べ物の栄養素しか消化することができません。大きな粒子は消化されずに、酸性廃棄物に姿を変えてしまいます。

　血液検査を頻繁に行う医師の友人から、顕微鏡上で、菜食主義者の患者の血液中にある未消化の食品の欠片を見せてもらいました。

　小さな未消化の欠片が赤血球に触れると、瞬時に細胞が死んでしまいます。見ているうちに、この欠片のまわりを何層にも重なった100余りの死んだ細胞が取り囲んでいる状態になったのを見て、私は大きな衝撃を受けました。このような有毒な欠片は小腸に蓄積されてしまいます。

●若さの秘訣は意外なところに

不十分な咀嚼に加えて、胃酸濃度が適正でないため、栄養不足の状態に陥ることがあります。

人間の体が胃酸をつくりだすためには、多大な労力を強いられます。加齢とともに私たちの体は衰え、必要な量の胃酸を分泌できなくなるため、年を重ねるごとに胃酸の分泌量が減少してしまうのです。

白髪は加齢とともに増えます。私の観察によると、胃酸レベルが非常に低いと診断された人は、そうでない人に比べて白髪の量が目立つ傾向にあります。

白髪は栄養不足を間接的に示すサインなのです。一方、細かく粉砕したグリーンを定期的に摂取しているうちに髪が元の色に戻ったというケースがいくつもあります。アン・ウィグモア博士もそのひとりです。

食べ物をブレンダーにかけることは、噛む行為に似ています。そのため、ブレンダーにかけた食べ物を摂取することで、健康状態が飛躍的に改善する可能性があります。

高速回転するブレンダーで粉砕された食べ物は、体が吸収するのに最適な大きさになります。その結果、食べ物は胃の中に長くとどまらず、すぐに小腸へと送り出されるため、体がつくりだす塩酸を最小限に抑えることができます。

細かく粉砕した食品を食べることでエネルギーがセーブされ、年齢にかかわらず若々しさを保ち続けられます。

●ローフードによる体重減少の原因

私が何年間も不思議に思っていたことは、ローフードの食生活を実践しはじめると急速に体重が減少する人がいるということです。この

人たちは、常に友人や親戚から「やせ過ぎている」と言われてしまうことに耐えかねて、途中でローフードをやめてしまいます。

私もやせ過ぎは体によくないと思います。そこで、胃酸と食べ物の消化吸収に関するさまざまな調査を開始しました。その中で、やせ過ぎに悩む友人たち数名に胃酸レベルを調べたことがあるかと質問してみたのです。

すると、何人かは、レベルが非常に低い、もしくはまったくないと診断され、食事と一緒に摂取するようにと、医師にHCL（塩酸）ピルを処方されたそうです。

1人は数年間ローフードを実践してきたのですが、夫が健康状態を心配するほどにやせてしまいました。病院で胃酸レベルを調べたら、無酸症と診断され、HCLピルを処方されました。すると、その後ローフードを続けながら体重が元に戻ったのです。

栄養素が吸収されるためには、食べ物は1〜2mmの大きさに機械的に粉砕し、酸によって細かく分解されなければなりません。

生のフルーツと野菜には貴重な栄養素が含まれていますが、栄養素を絞り出すには強固なセルロースの構造を破裂させなければならないため、消化しにくい食品とされています。

私たちがそれを体内に取り入れるためには、十分な胃酸を分泌できなければ、特にタンパク質をはじめとする必要な栄養素を受け取ることができず、栄養不足の状態に陥ります。

私は、栄養不足の状態に悩んでいる人たちに何人も出会ってきました。彼らはローフードだけを摂取することで、特定の病気の症状からは解放されましたが、同時に体が極端にやせていました。

体重を増やすために加熱した食事を取り入れると、なくなったはずの症状が再び戻ってきてしまいます。彼らは、この行ったり来たりを

続けて、どうしていいのかわからなくなっていました。

　私がグリーンスムージーについての講義を行うと、このような人たちから、次のような手紙をいくつも受け取りました。

　「ローフードは関節炎の症状を改善してくれましたが、2ヵ月以上ローフードだけの生活を続けることはできませんでした。体重が61kgまで急激に減少し、妻は私が死ぬのではないかと心配したため加熱食を食べはじめたところ、関節炎の症状が戻ってきてしまいました。しかし、グリーンスムージーを飲みはじめたら、体重が安定しました！6ヵ月間ローフードだけを食べていますが、70kgの標準体重を維持しています。ありがとうございます！」

　このように、消化に問題を抱える人が細かく粉砕したグリーンを食生活に取り入れることで、消化吸収が大幅に改善されたケースは、いくつも見られます。

　加熱調理をすることで、食品は柔かくなって消化しやすくなりますが、加熱する段階でほとんどの必須ビタミンと酵素が破壊されます。それに比べ、ブレンダーを使った調理は、食品に含まれる必要不可欠な栄養素を生かすことができるのです。

●正常な胃酸で健康を手に入れる

　胃酸不足は、私たちの体にさまざまな異常をもたらします[37]。

　細菌の過剰増殖、慢性のカンジダ症、寄生虫症、アジソン病、多発性硬化症、関節炎、リウマチ、ぜんそく、自己免疫疾患、セリアック病、胃がん、うつ病、皮膚炎、糖尿病、鼓腸、胆嚢炎、胃ポリープ、胃炎、甲状腺機能亢進症、筋無力症、重症黄疸、骨粗鬆症、乾癬、酒

さ、潰瘍性大腸炎、じんましん、白斑などはほんの一部です。

　著名な研究者であるセオドア・A. バルーディ博士も著作 Alkalize or Die の中で「塩酸は人生にとって必要不可欠なものである」[38] と述べています。言い換えると、正常な胃酸の分泌なくして、完全な健康を手に入れることはできません。

　「塩酸は私たちの体がつくりだす唯一の酸である。それ以外のすべての酸は代謝による副産物で、迅速に排除されます」[39]

　一つ注意してほしいのは、胃酸と血液のアルカリ度を混同しないように気をつけてください。血液はややアルカリ性である必要がありますが、それについてはのちほど説明します。

chapter 10
グリーンスムージー30日体験

●胃酸に関するアンケート

　胃の中にある塩酸の重要性に気がついた私は、いくつかの医療論文に書かれていた胃酸低下の症状をもとにアンケートを作成し、1000枚印刷して、私の生徒たちに答えてもらいました。すると、驚くべきことに、アンケートに答えた人の実に98.5％に胃酸低下の症状があることがわかったのです。

　あなたもアンケートに答えてみてください。

《胃酸低下の兆候と症状》

　質問を読んで、下の当てはまるボックスにチェックを入れてください。

・食事の直後に、げっぷをするなど腸内にガスが溜まっているような感覚はありますか？

　　まったくない□　　ときどきある□　　たびたびある□

・消化不良、下痢、便秘などの症状はありますか？

　　まったくない□　　ときどきある□　　たびたびある□

・口内に痛み、ヒリヒリとする感覚、乾燥を感じることはあります

か？

　　まったくない☐　　　ときどきある☐　　　たびたびある☐

・胸焼けがしますか？

　　まったくない☐　　　ときどきある☐　　　たびたびある☐

・複数の食品に対してアレルギー症状がありますか？

　　まったくない☐　　　ある☐　　　多数ある☐

・サプリメントを飲んだ後に、むかむかすることはありますか？

　　まったくない☐　　　ときどきある☐　　　たびたびある☐

・肛門にかゆみを感じることはありますか？

　　まったくない☐　　　ときどきある☐　　　たびたびある☐

・爪は弱く、剥がれやすく、亀裂が入っていますか？

　　まったくない☐　　　ときどきある☐　　　たびたびある☐

・頬と鼻に赤みまたは拡張した血管が現れることがありますか？

　　まったくない☐　　　ときどきある☐　　　たびたびある☐

・大人のニキビがありますか？

　　まったくない☐　　　ときどきある☐　　　たびたびある☐

・（女性のみ回答）抜け毛はありますか？

　　まったくない☐　　　ときどきある☐　　　たびたびある☐

・鉄分不足になったことがありますか？

　　まったくない☐　　　ときどきなる☐　　　たびたびなる☐

・排泄物の中に未消化の食べ物が残っていますか？

　　まったくない☐　　　ときどきある☐　　　たびたびある☐

・慢性のイースト菌感染症を患ったことがありますか？

　　まったくない☐　　　ときどきなる☐　　　たびたびなる☐

・（総入れ歯の方のみ回答）入れ歯に違和感を感じますか？

　　まったくない☐　　　ときどきある☐　　　たびたびある☐

いかがでしたか？　以上の症状は、低塩酸のバロメーターとなり、「たびたびある」のは問題です。

「ときどきある」の欄でもいくつかの項目にチェックがあれば、病院で胃酸を計測してもらったほうがいいかもしれません。

●フィーバー医師との出会い

以前、ロシア人の医師から大変興味深い低塩酸をテストする方法を聞きました。

患者にビーツジュースを 1/4 カップ飲ませて、排泄物と尿に少しでもビーツの色素が現れるかをチェックするという方法です。

もしも色が変わったら、胃酸レベルが低いということになります。

色が変わるのは当たり前のことだと思っていたので、これには驚きました。

しかし、グリーンスムージーを飲みはじめて数ヵ月経った頃、ビーツを大量に入れたサラダを食べた後、誰一人として色が変わった人はいませんでした！

この変化の原因は、グリーンスムージーを飲み続けていたこと以外に思い浮かびません。私たちの胃酸のレベルが向上したのでしょう。

さらに動かぬ証拠を手に入れるために、グリーンスムージーの胃酸に対する効果を証明する調査を計画しました。低塩酸と診断された人数名に、ある一定期間グリーンスムージーを食生活に加えてもらい、その後またテストをするのです。

そんな折に、すばらしい偶然が起きました。ちょうど私がこの調査に協力してくれる医師を探していたときのことです。

ある朝、ローズバーグに住むポール・フィーバー医師から電話がありました。ローズバークは、私の住むオレゴン州の町から少し離れた

ところにあります。

　電話の用件は、最近妻とともにローフードを生活に取り入れはじめたので、正しい指導を必要としているということでした。さらに、最近多くの人が低胃酸の問題を抱えていることに、問題意識をもっているというのです。

　早速、翌朝、フィーバー医師と会って胃酸調査の詳細について話しました。すると、フィーバー医師はこの調査に興味をもち、協力を申し出てくれたのです。

　翌週には、私は夫と約190kmの道のりをローズバークまで運転して、栄養に関する講義を行いました。講義を聞いた後、27人が1ヵ月間通常の食生活とともに1日に1ℓのグリーンスムージーを飲む調査への参加を申し出てくれました。

●ローズバーグ調査

　調査プロジェクトは、2005年4月29日にスタートしました。

　私の家族全員が代わる代わる膨大な量のグリーンスムージーをつくるためにブレンダーを回し続け、さまざまな種類の味を提供するために、手に入るフルーツとグリーンは何でも使いました。

　夫のイゴールは2日に1度、往復380kmの道のりを車でグリーンスムージーを送り届けてくれました。そして、参加者は全員、一日も欠かさず、グリーンスムージーを受け取りにきてくれたのです。この調査は、私の家族、参加者とその家族の多大な協力のもとに成立しました。

　参加者の皆さんは、私の新しい家族とも思えました。皆さんの熱心さと真摯に取り組んでくれた姿勢に感謝の言葉を述べると、皆それぞれにこの実験の大切さを感じ、協力できることがうれしいと言ってく

れました。また、参加者は自然な方法で胃の状態を改善したいと思っている人ばかりでした。

この実験に対するフィーバー医師の見解は次のとおりです。

■フィーバー医師の話

ヴィクトリアとブーテンコ一家との出会いはすばらしい経験でした。運命が私たちを引き合わせてくれました。当時、私と妻はローフードを通して健康を改善するために力を貸してくれる人を探していて、ヴィクトリアは、彼女の研究に協力してくれる医師を探していたのです。

塩酸をテストする方法はいくつかありますが、私は、短期的な方法として「塩酸チャレンジ・テスト」が最も適していると判断しました。「塩酸チャレンジ・テスト」の目的は、適切な量の胃酸を分泌できるかどうかという胃の力を測定することです。

体は刺激に反応して、胃酸を分泌するようにできています。食べ物のことを考える、噛む、タンパク質や牛乳、カルシウム、塩分、コーヒーなど特定の食品が胃の中にある状態になると、ガストリンの分泌が促進されます。

ガストリンは、胃の空洞にある幽門腺の中のガストリン細胞から分泌されます。ガストリンは胃壁の腺を強く刺激し、胃の中に酸をつくりだして分泌します。

ヒスタミンも酸生成を促すもう一つのホルモンです。ヒスタミンの効果はガストリンの存在によって高まります。多くの人が酸の生成がうまくいかず、低塩酸症や胃酸欠乏症などに苦しんでいます。

私の患者の多くは、胃酸の過剰な分泌による胃逆流の症状を訴

えます。私の経験上、一般的に胃酸の過剰分泌は起こりません。しかし、不適切なタイミングの分泌が頻繁に起きることで、消化管の炎症や刺激の症状として

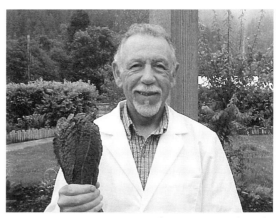

ポール・フィーバー医師

現れます。多くの場合、胃の内容物の食道への逆流は、胃酸の不十分な分泌に関係していて、食べ物の腐敗につながることで、ガス、鼓腸、逆流、おくびなどの症状が伴います。制酸薬による治療は一時的に症状を緩和しますが、治癒するためにはまったく役に立ちません。

　私たちが実施した研究では、各参加者それぞれに4食に対応できる塩酸カプセルを10個渡しました。参加者には、タンパク質が多く含まれる栄養豊富な食事で実施してもらうようにお願いしました。

　まず1食目はカプセル1つから始め、軽い胃もたれや刺激を感じなければ、次の食事からはカプセルを1つ増やすよう指示しました。何か症状がでるまで、もしくは症状がないままカプセルが4つになるまで続けます。

　27人のうち2人だけがカプセル1つの時点で症状が現れ、この調査の対象から外れました。それ以外の人は全員ある程度の低塩酸の兆候があるということで、調査に参加することになりまし

た。参加者の年齢は 17 〜 80 歳。すべての参加者に、毎日 1 ℓ のグリーンスムージーを 30 日間飲み続ける以外は、今までどおりの食生活を送るよう指示をしました。

　30 日後に再度同様のテストを行い、どのような変化があったかを調査しました。1 名は調査中に吐き気を催したため、途中で参加を中止しました。残りの 24 人中 16 人は、塩酸の分泌量に改善が見られました。全体の 66.7％にこのような大幅な改善が見られたことには驚きました。短期間のうちにこれほどの進歩が見られるとは思ってもみませんでした。

　このすばらしい結果は、グリーンスムージーに含まれる豊富な繊維と高い栄養価値によるものです。また、参加者全員が、これ以外にもあらゆる面での健康の改善が見られたと話しています。なかには劇的な変化を体験した人もいました。

　私自身の個人的な体験談を紹介しましょう。

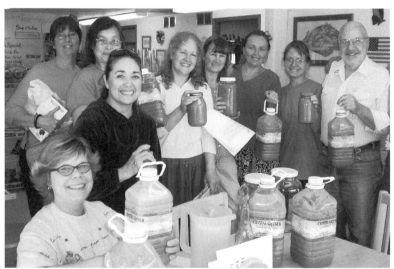

グリーンスムージーを手に持つローズバーグ調査の参加者

私と妻はこの調査を実施する2ヵ月ほど前からグリーンスムージーを飲みはじめました。その結果、血圧、脈拍数、コレステロール値のすべてに大幅な改善が見られました。グリーンスムージーはおいしくて満足感を与えてくれ、加熱食を食べたいという欲求はいっさいなくなりました。私にとって最も大きな変化は、鼻の上にあった腫瘍が1ヵ月グリーンスムージーを飲み続けたところ、ぽろりと取れて、もともとあった場所に小さな穴が残されたことでした。グリーンスムージーのもつ驚くべき治癒力を証明する出来事です。

　このようなすばらしい調査に貢献する機会を与えてくれたヴィクトリアには、大変感謝しています。これほどまでに献身的で、他人を助けることに情熱を注ぎ込む人はめったにいません。彼女のおかげで、私たちの人生は変わりました。

●グリーンスムージーの効果を実感

　フィーバー医師も言及していたように、ある程度のよい変化は予測していましたが、非常に短い調査期間の中でこれほど明白な結果が得られるとは思ってもいませんでした。このような調査は通常3〜6ヵ月かけて行うのが一般的ですが、調査費用はすべて自分たちでまかなっていたため、可能な限りの範囲で実施したのです。

　ローズバーグの実験によって証明されたことは、グリーンスムージーの日常的な摂取は胃酸のレベルを改善し、それによって健康改善に大きな効果があるということです。

　グリーンスムージーを摂取する人は、以下のようなことを期待できます。

　・大切な栄養素の吸収率が改善

・感染症や寄生虫症の危険性が減少

　・アレルギーの改善

　・健康全般の改善

　栄養素の吸収率が上がることだけでも、すばらしいことです。カルシウムの吸収が上がると、骨粗鬆症になるリスクが減少し、鉄の吸収が上がれば貧血の改善が見込め、ビタミンBの吸収が上がれば、神経障害から守ってくれます。

　グリーンスムージーを1ヵ月間定期的に摂取したことで、参加者は次のような健康状態の改善があったと述べています。

　・エネルギーが増進した

　・憂鬱な気分が解消されて自殺願望が消えた

　・血糖値の揺れが改善された

　・便通がより規則的になった

　・ふけが改善された

　・不眠症が完治した

　・ぜんそくの発作が消滅した

　・生理痛の症状が改善した

　・爪が強くなった

　・コーヒーの摂取量が減った

　・性生活が改善した

　・肌の透明感が増した

　他にもさまざまな改善が報告されています。

　また、興味深いことに、やせたいと思っていたほとんどの人は、2～4.5kg体重が減り、増やしたいと思っていた数名は0.5～1kg増やすことに成功しました。

実際の実験を通してグリーンスムージーのもつ治癒力が証明された
ことで、この単純な飲み物がより特別なものになりました。そして、
できる限りたくさんの人に、毎日の生活にグリーンスムージーを取り
入れてもらいたいと思うようになりました。

（編集者注）
　ローズバーグでの調査後、ロシアのサンクトペテルブルグにある
ROSTKI 医療センターで、さらに厳密な調査を行うことになった。この医
療センターは過去 8 年間、医師、教授と科学者の指導のもと、クロロフィ
ルが人間の健康に与える影響に関するさまざまな研究を実施しており、胃
酸の分泌とビタミン B_{12} レベルの変化に対するグリーンスムージーの効力
を調査するための予算が承認された。

chapter 11
体をアルカリ性にするグリーン

● がんの原因はわかっているのに……

　私はときどき、人間は何十年も「健康」を追い求めているのに、ずっと同じ場所を行ったり来たりしているのではないかと感じることがあります。そうこうしている間に、世界中で最も広がっている病であるがんは、年々悪化の一途をたどっているのです。

　2005 年のアメリカにおける統計データ [(40)] を見てみましょう。

　新たに 137 万 2910 件のがんが発症し、57 万 260 人ががんによって死亡すると予想されている。5 年生存率は、1970 年代の 50％から 74％に上昇した。

　肺がん患者の死亡者数が最も多く、16 万 3510 人の死亡が予想されている。

　23 万 2090 人の男性が前立腺がんと診断され、3 万 350 人が死亡した。

　21 万 1240 人の女性が乳がんと診断され、4 万 410 人が死亡した。

　ロシアでもアメリカでも、がんの主流の薬は、がんの根本的な原因に働きかけるものではなく、二次的な症状に重点的に取り組んでいる

ように思います。それは、お腹が空いている人に食べ物を与えずに、横にいて「がんばれ」と励ましているようなものです。

そもそも、病気の最大の原因は何なのでしょうか？

今日、私たちのまわりには膨大な量の情報が出回っており、私たちはそれに右往左往させられています。がんについても同じです。あらゆる研究の中で、さまざまな専門家がその原因についてそれぞれまったく異なる見解を述べています。しかし、がんの主要な原因は、ずいぶん前にすでに明らかになっているのです。

1931年、オットー・ワールブルク博士は、細胞レベルでの酸素不足によって細胞呼吸が弱まることががんの原因だと発見し、ノーベル賞を受賞しました。ワールブルク博士によると、細胞呼吸の欠損は発酵を引き起こし、細胞レベルでpH値の低下（酸化）につながるというのです。

彼の研究によって、がん細胞が成長する環境が明らかになりました。正常で健康な細胞は、これ以上酸素を取り込むことができなくなると逆転現象を起こし、グルコースをエネルギーに変換するようになります。一方、酸素が不足した場合は、発酵のプロセスを通してグルコースを変換させることで成長しようとします。

発酵によってつくりだされた乳酸が細胞のpH値（酸とアルカリのバランス）を低下させ、DNAとRNAの細胞分裂をコントロールする能力が破壊されると、そこからがん細胞が増殖を始めるのです。また、乳酸が細胞酵素を破壊することで、激しい局部的な痛みを引き起こします。がんとは、死んだ細胞を中核にして病的な増殖を繰り返し、雪だるまのように大きくなります。

オットー・ワールブルク博士は、ノーベル賞受賞者の会合で行ったスピーチを次のような言葉で締めくくっています。

「（前略）がんそのものと、その主因が解明されていないなどと言える人はいないはずです。それどころか、これほど主因が解明されている病気はほかにありません。すなわち、がんを予防できない理由として、無知はもはや通用しません」[41]

● pHを学ぶことががんの防止につながる

ワールブルク博士は、がん細胞が嫌気（無酸素）状態、また酸性の条件の中で成長することを証明し、ノーベル賞を受賞しました。つまり、がんの最大の原因は、人間の体の酸化なのです。私が彼の天才的なスピーチを読んだのは、博士が亡くなって何年もたった後でした。この発見がノーベル賞を取るほどに重要だったのであれば、なぜ「pHとは何か」を理解している人が、こんなにも少ないのでしょうか。

人間に正常な血圧と体温があることが発見されてからというもの、それらを計測するための機器が発明されました。病院に行くと必ず血圧と体温は計測されます。しかし、pHを測定されたことはありません。

高血圧と発熱はできれば避けたい症状ですが、がんを引き起こす危険性はありません。一方、血液の酸性条件はがんにつながるのです。だからこそ、pHの情報はもっと一般的に広く公開されるべきだと思います。

子供たちは学校ですべての食品のpH指数を学ぶべきだし、お店で売られている食品に付いているラベルには、カロリーや栄養素とともにpH指数も一緒に明記するべきです。

パルメザンチーズなら、要注意を示す真っ赤なラベルに、「pH指数－34　非常に酸性」と表示し、ほうれん草なら優良を示す金メダルのラベルに「pH指数＋14　優秀なアルカリ性食品」とわかるようにします。

pH 指数は生化学研究所で計測されているため、食品を見ただけでは知ることができません。意外な食品がアルカリ性だったりするのです。

　レモンは最もアルカリ性の高い果物の一つであることは皆さんご存知でしょうが、クルミがやや酸性ということに多くの人は驚きます。

　米国農務省は、策定する食品ピラミッドの中に、それぞれの食品のpH 指数を一刻も早く反映させる必要があると思います。人間の体にとって有益なアルカリ性食品を意識して食べることで、たくさんの人の健康状態が瞬時に改善されると考えるからです。

　今すぐにでも知りたい方は、ロバート・ヤング著 The pH Miracle という本にあらゆる食品の pH 値がわかるリストが記されています。

●肥る原因は脂肪ばかりではない

　「体重増加の最大の要因は脂肪だ」——これは、ダイエットに取り組むほとんどの人が信じている思い込みです。この勘違いにより、たくさんの肥り過ぎの人たちが減量に失敗しています。

　チーズを食べて肥るのは、脂肪分が多いからというだけでなく、主に酸性度が高いからなのです。その事実を多くの人は知りません。高い酸性度に対して、人間の体は酸を蓄えるための脂肪細胞をつくりだします。例をあげて説明しましょう。

　アーモンドの脂肪分は 70％、豚肉は 58％です。アーモンドのほうが脂肪分の割合は高いのですが、豚肉は pH 値が－38 とすべての食品の中でも最も酸性度指数が高い食品の一つで、アーモンドは＋3 とアルカリ性なのです [42]。

　やはり、すべてのお店に売られているすべての食品のラベルに、栄養価だけでなく pH 値を明記する必要があるでしょう。

あらゆる食品の pH 指数を知ることができれば、日々の食生活のバランスがとりやすくなります。

●食事が pH バランスを左右する

1965 年に出版されたロシアの健康雑誌に、スイカときゅうりにはまったく栄養価がないと書かれていました。その記事を読んだ母がショックのあまり泣いていたのを覚えています。なぜなら、スイカときゅうりは、私の家族が最も好きな食べ物だったのです。

40 年以上時を経た現在、きゅうりとスイカは牛肉を食べた後の酸性化を中和させるほどの高いアルカリ性食品であることがわかっています。私は、両親が"科学的"な忠告には従わずに、その後もスイカを買い続けてくれてよかったと思っています。

ずいぶん前にロシアで看護師になるための勉強をしていた頃のことです。学校の教授に、「食べ物に含まれるコレステロールは血液中のコレステロールレベルには関係ない」と教わりました。なぜなら、コレステロールをつくりだすのは肝臓だということなのです。

そのため、父が心臓発作で倒れたときに、心臓病センターで提供されていた高脂肪・高タンパクの食事メニューを見ても疑問を感じることはありませんでした。食事の内容は、グレービーソースのかかったビーフステーキと牛乳でした。

しかし、体内の正常な pH バランスの重要性について書かれた、たくさんの本や論文を読んでからは、いわゆる"悪玉"コレステロールと呼ばれるリポタンパク質（LDL）は、毒素を縛りつけることで、脂肪や動物性タンパク質などの特定の食品から出る酸性廃棄物を無力化するために、肝臓からつくりだされていることがわかりました。

残念ながら、初めてこのことについて書かれた本 Alkalize or Die [43]

を購入したのは、父が2度目の心臓発作を起こして亡くなった2ヵ月後のことでした。

●ストレスとpHの関係

　pHのバランスに影響を及ぼすのは、食品だけではありません。ストレスは、酸性の残留物を体内に残す可能性があります。逆に、落ち着いたり、リラックスできる行為は体をアルカリ性にします。

　私たちの体を酸性にするのは、
・きつい言葉や恨みのこもった言葉を発すること
・大音量の音楽や騒音
・渋滞に巻き込まれること
・ねたみの感情や仕返しを望むこと
・赤ちゃんの泣き声を聞くこと
・過剰な労働や運動
・入学、卒業シーズンを迎える時期
・旅行に行くこと
・怖い映画や緊張感のある映画を鑑賞すること
・テレビを見たり音を聞くこと
・長電話
・ローンを組むこと
・請求やクレジットカードの支払いなどの行為

　一方、体をアルカリ性にするのは、
・スマイルとハグ
・笑いと冗談
・クラシック音楽や静かな音楽を聴くこと

・子犬を見ること

・ほめ言葉や祝福の言葉を聞くこと

・やさしいマッサージを受けること

・暖かくてくつろげる清潔な環境の中にいること

・自然の中にいること

・子供が笑って遊んでいるところを見ること

・星と月明かりの下で散歩をしたり寝ること

・庭仕事

・花の観察

・歌うこと

・楽器を演奏すること

・思いやりのあるフレンドリーな会話

　他にもたくさんあります。

　私は、自分のまわりで起きるさまざまな出来事に対して、体の内部でどのような反応があるかを観察するようにしています。そして、望まない感情や内部のストレスの存在に気づいたときには、食生活だけでなく自分の生き方そのものに変化を加えるようにしています。

●グリーンスムージーがpH値を安定させる

　pHバランスに関する知識不足が、健康な食生活を探し求める人たちに、多くの混乱を引き起こしています。あらゆることを試しては、よい結果を得られないということの繰り返しです。

　私は、何年もローフードだけを食べてきました。以前の食生活と比べたら大幅に改善されたものの、グリーンの量を増やすまでは、理想的な心身の状態を得ることはできませんでした。

たくさんの本と研究論文を読んだ末に、自分の pH を測定するために リトマス紙を買いました。しかし、唾液か尿を計測するたびに酸性という結果が出ました。ローフード以上に優れた食事法はなく、自分の食生活が最善であると信じていた私にとって、この結果は信じられず、測定することをやめてしまいました。

　この時点で、私は体のアルカリ性のバランスを保つことの大切さを理解していなかったといってよいでしょう。

　グリーンスムージーを飲みはじめてから、再び pH のバランスをチェックしようと思い立ちました。唾液と尿の両方を計測したところ、驚くべきことにリトマス紙はアルカリ性を示したのです。

　食品と pH のバランスの密接な関係が明らかになったとたん、私は、家族のためにリトマス紙を大量に購入し、いつでもチェックして自分たちの健康に危険がないと安心できるようにトイレとキッチンに設置しました。

　100％ローフードのみの食生活を何年も送ってきた中で、正常なアルカリ性の pH バランスを保つためには、グリーンを大量に（2 株または 450 ～ 900g）毎日摂取しなければならないという結論にたどり着きました。

　乾燥させたグリーンが入ったサプリメントを摂取して正常な pH バランスを保とうとする人もいますが、新鮮なグリーンを摂取するほうがはるかに効果的だと思います。

　サプリメントは加工された食品なので、栄養素が変化しています。栄養素の中のいくつかの性質が失われると、栄養素の価値が大幅に変化してしまいます。さらに、カプセルやタブレットの形で摂取すると、一度に大量に濃縮された状態で体内に入っていき、余分な栄養素は、排泄機能にも負担をかけることになります。

これらの理由から、グリーンを摂取するさまざまな方法の中でグリーンスムージーが最も優れた方法だと言い切ることができます。完全食品であると同時に、新鮮で、つくる時間は1分もかかりません。

chapter 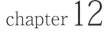12

健全な土は金よりも価値がある

●パーマカルチャーからわかったこと

パーマカルチャーについての本を初めて読んだとき、土壌に関する驚くべき事実を知り、今までの習慣の多くを変えるきっかけになりました。

私はさっそく、ゴミの堆肥化、リサイクル、オーガニック食品に限定した買い物を行うようになり、また小さなパーマカルチャーの庭をつくりました。そして何よりも、すべての土に対して敬意の念を抱くようになりました。

植物が地球上に存在しはじめて以来、植物は驚くほどに自立した存在へと進化を遂げています。植物は太陽と有益な関係性を築き、自ら土壌を育てる方法を身につけました。植物が枯れると、私たちの目には、地面に倒れて腐敗し、たくさんの虫やミミズの餌食になるように見えます。しかし、死んだ植物は、特定のバクテリアと菌類のみによって取り込まれる (44) ことが判明し、研究者を驚かせました。

植物は、自分たちの次の世代が育つ土壌に有益なミネラルが必要であり、それをつくる特定の微生物やミミズのみを引き付ける方法を知っています。

その方法とは、根に糖分を集中させることです。そのために、にんじんやじゃがいもの根の部分は、その他の部分に比べて格段に甘みが強いのです。

　植物と微生物は互いに有益で象徴的な関係で成り立っています[45]。

　人間が、必要に応じて家畜を生産し、育てる関係と同じように、植物は最も価値があるミネラル豊富な腐食（有機物質）をつくりだす特定の微生物や菌類を育んでいます。

　土壌は、植物にとって水とミネラルの源というだけでなく、生存し続けるうえで不可欠なものです。そのため、植物を研究する際には、その下にある「土壌」を切り離すことはできません。

●土が私たちを健康にする

　植物から得られる栄養素について知るには、植物が土から受け取る栄養素の質を調べる必要があります。私たちは植物を通して、土のミネラル分を摂取しているからです。

　土壌が人間と動物に与える多大な影響を、純血種の馬にたとえて説明してみましょう。

　「フランス・ノルマンディー地方の南部原産の大型のまだらなペルシュロン種の荷馬は、ソビエトに連れてこられて数世代のうちに小さくなり、コサックの馬ほどのサイズになった。ソビエト人によって血統が混じらないよう守られてきたため、馬格は変わらないものの、小型化した」[46]

　上の事例は、植物が成長する土壌が、植物そのものと同じかそれ以上に私たちの健康に大きな影響を及ぼすことを示しています。つまり、私たちの健康状態は、食べ物が育つ土壌の質に大きく左右されるということです。

なぜなら、人間が摂取する植物の栄養素の源は、植物そのものでは
なく、それを育てた土にあるからです。

●植物は農業の達人

　オーガニック農法と慣行農法の最大の違いは、「慣行農法は植物に
エサを与えるのに対し、オーガニック農法は土壌の微生物を育てる」[47]
という点です。

　一般的な農家では土壌の微生物の存在を無視し、カリウムや窒素な
どの化学薬品を植物に与えることに重点を置いています。一方、オー
ガニック栽培を行っている農家は、植物にバランスのとれた栄養素を
供給する役割をもつ生物を育てています。

　人間が化学物質だけでは生きていけないように、土壌の微生物も化
学肥料を与え続けると死んでしまいます。化学肥料によってすべての
微生物が死滅してしまうと、土壌は埃に変わります。どんなに有益な
化学肥料が含まれていたとしても、埃の中で植物は育ちません。

　私たちは、ふだん口にしている植物を通して、土壌の微生物がつく
りだした必須栄養素を受け取っています。土壌に、より多くの有機物
質や腐食が存在するほど、育つ植物の栄養価が高くなります。

　次ページの表を見れば、オーガニック農法と慣行農法で育てられた
植物に含まれる栄養素の違いが一目瞭然です[48]。

　トマトとほうれん草の鉄分含有量を比較してみてください。

　また、慣行農法で育てられた農産物には、コバルトがほとんど含ま
れていないことがわかります。コバルトはビタミン B_{12} の元（コバラ
ミン）としての機能を果たします。主に、慣行農法で育てられた野菜
ばかりを食べることがビタミン B_{12} の欠乏に関連しているのでしょう
か。

オーガニック栽培 vs. 慣行栽培

野菜		スナップえんどう オーガニック	スナップえんどう 慣行栽培	キャベツ オーガニック	キャベツ 慣行栽培	レタス オーガニック	レタス 慣行栽培	トマト オーガニック	トマト 慣行栽培	ほうれん草 オーガニック	ほうれん草 慣行栽培
乾燥重量の含有率	鉱物灰総量	10.45	4.04	10.38	6.12	24.48	7.01	14.20	6.07	28.56	12.38
	リン	0.36	0.22	0.38	0.18	0.43	0.22	0.35	0.16	0.52	0.27
	カルシウム	40.5	15.5	60.0	17.5	71.0	16.0	23.0	4.5	96.0	47.5
乾燥重量100gに含まれる1mgあたりの量	マグネシウム	60.0	14.8	43.6	13.6	49.3	13.1	59.2	4.5	203.9	46.9
	カリウム	99.7	29.1	148.3	33.7	176.5	53.7	148.3	58.8	237.0	84.6
	ナトリウム	8.6	0.9	20.4	0.8	12.2	0.0	6.5	0.0	69.5	0.0
	ホウ素	73.0	10.0	42.0	7.0	37.0	6.0	36.0	3.0	88.0	12.0
	マンガン	60.0	2.0	13.0	2.0	169.0	1.0	68.0	1.0	117.0	1.0
乾燥物100万分の1の含有量	鉄	227.0	10.0	94.0	20.0	516.0	9.0	1938.0	1.0	1584.0	49.0
	銅	69.0	3.0	48.0	0.4	60.0	3.0	53.0	0.0	32.0	0.3
	コバルト	0.26	0.00	0.15	0.00	0.19	0.00	0.63	0.00	0.25	0.20

植物は農業の達人です。植物の優れた働きにより、私たち人間は何百万年もの間、無数の健康的な微生物が生きている、広大で美しい実り豊かな大地を受け継いでこられたのです。

　ピーター・トンプキンズとクリストファー・バードの2人の著書であるベストセラー Secrets of the Soil には、次のような文章があります。

　「地球上に存在するすべての微生物細胞の合計重量は、すべての動物の 25 倍になる。2.5ha の十分に耕された土地の中には、最大 1/2t の生きた微生物と、毎日 1 t の堆肥を排出する 1 t のミミズが含まれている」[49]

●化学肥料の恐るべき弊害

　私たち人間が考えた"高度技術"を駆使した農業の末、アメリカのほとんどの農場の土壌に含まれる有機物は、今や 2％以下まで減少してしまいました。化学肥料の普及以前は 60 ～ 100％でした。

　パーマカルチャーの専門家で生態生物学者のデヴィッド・ブルームによると、「クラス I の商業的農業の土壌に含まれる有機物の割合が、生きた土と死んだ土の境界線である 2％に達していれば、まだよいほうである」[50]。

　彼は、セメントの塊のような日干しの粘土を含む枯渇した土壌に、パーマカルチャー農法を適応させ、数年間で有機物の割合を 25％まで増やすことに成功しています。またその土地から、「米国農務省が提言する 1 平方フィート（0.09㎡）あたりの土地で収穫可能な農作物の 8 倍の量」[51] を収穫しました。

　「生物学と化学はイコールではない」[52] ため、土壌を化学物質で育てることが成り立つはずがありません。化学肥料は、土のもつ最もユニークな素質に貢献する生きた酵素をもたないからです。

さまざまな国で行われた無数の調査の結果、土の中で育つ植物にとってプラスになるのであれば、土壌酵素はある成分を別の成分に変換できるという事実が判明しました。いろいろな研究から抜粋した次の引用がその事実を証明しています。

　パリ大学の理学部に在籍するルネ・フロン教授

　「自然の力はカルシウムからマグネシウムをつくりだし（一部の例では逆のケースも）ナトリウムがカリウムのもとになりうることを、否定することはできない」[53]

　松下電工・生物学研究所の小牧所長

　「特定の細菌とカビ菌とイースト菌を含む様々な微生物には、ナトリウムをカリウムに変化させる力がある」[54]

　ロシアの P.A. コロルコフ教授

　「（前略）シリコンはアルミニウムに変換できる（中略）これはけっして些細な発見ではなく、これまで受け継がれてきた自然科学の立場を抜本的に見直すきっかけになるほどの事実だ。自然条件下では、すべての化学元素は異なる成分に変化できる、という事実を受け入れる時が来た」[55]

　以上はすべて動かぬ事実です。化学肥料には生きた土壌を豊かにする力はなく、それどころか、植物、動物そして人間に破滅的な結果をもたらすほどの大きなダメージを与えかねないのです。

chapter 13

クロロフィルの奇跡的な治癒力

●太陽の貴重な光

　歳を重ねるごとに、自然のもつ力の偉大さに敬服することが多くなりました。

　朝の散歩の途中で、鹿やリスなどに遭遇すると、他のことがいっさい目に入らなくなり、その場に立ち止まって、時を忘れてひたすら観察することに没頭してしまいます。

　私は動物、花、木、そして何よりも太陽の神秘に強く惹かれます。無償で私たちに温かい光を降り注いでくれる太陽を見ると、太陽は、誰にとっても平等な存在であることに深い感謝が湧いてきます。

　私たちは、日光浴が大好きです。日常的に太陽の光を浴びて過ごしていると、気持ちは清々しく、見た目にも健康的になります。

　しかし、クロロフィル（葉緑素）が太陽と密接に関わりのあることを知る人はあまり多くありません。

　私たちにとって、クロロフィルは太陽の光と同じぐらい大切なものです！　人間は、太陽の光とクロロフィルがなければ生きていけません。

　クロロフィルは太陽のエネルギーを液体化したもので、たくさん摂

取することは、私たちの内臓までもが太陽光によって照らされるようなものです。

クロロフィルの分子は人間の血液中の鉄分子に驚くほど類似しています[56]。まるで愛情深いお母さんのように、体を慈しみ面倒を見てくれます。すべての内臓の不調を癒し、清潔に保つだけでなく、病原菌、真菌、がん細胞やその他の体内の敵を破壊する役割もあるのです[57]。

●腸内の善玉菌・悪玉菌

私たちが最適な健康状態であるためには、腸内の80〜85％が"良い"菌である必要があります。良い菌は、ビタミンK、B群や数々の良い酵素など体にとって大切な物質を含む必須栄養素をつくりだします。

良い菌は「好気性細菌」と呼ばれています。この菌は、酸素の存在によって成長し、生き延びることができます。そのため、細胞に十分な酸素が行き渡らないと"悪い"菌が乗っ取りはじめ、成長することであらゆる感染症や病気を引き起こします。

これらの悪い菌は「嫌気性細菌」といい、酸素の存在には耐えられません。

腸内細菌叢をきちんと整えることはきわめて重要なことです。しかし、良い細菌は、栄養不足、過食、ストレスなどを含む無数の要因により簡単に破壊されてしまいます。

すると、"悪い菌"であるバクテリアが80〜90％を占め、有毒な酸性廃棄物を体いっぱいにつくりだしてしまうのです。

私は、すべての病気は、この嫌気性細菌が体を支配することによって起こるのだと考えています。

クロロフィルは、太古の時代から奇跡的な治癒力を発揮してきまし

た。クロロフィルには多量の酸素が含まれるため、良い菌すなわち好気性細菌を手助けする重要な役割を果たします。つまり、クロロフィルを摂取すればするほど、腸内細菌叢にパワーが蓄えられ、健康全般の改善につながるのです。

　クロロフィルの主要な供給源はグリーン！　そして、その最適な摂取方法が、グリーンスムージーなのです。

●クロロフィルに注目

　クロロフィルは、さまざまな種類のがんと動脈硬化の予防および治療に効果的であることが証明されてきました[58][59]。多くの科学研究が、クロロフィルの摂取がほとんどの病気に効果的であることを示しています。クロロフィルがもたらすすべての治癒効果について説明しようとすれば、本をもう1冊書かなくてはならないので、以下にほんのいくつかの例をあげます。

　クロロフィルの摂取により、次のような効果が期待されます。
　・血球数を増加させる
　・がんを予防する
　・臓器に鉄分を供給する
　・体をアルカリ化する
　・毒素を解毒する
　・貧血を改善する
　・腸組織を清掃、脱臭する
　・肝臓の浄化を手助けする
　・肝炎の改善を助ける
　・月経の周期を正常化する
　・血友病の症状を改善する

・母乳の産生を改善する

・傷を早く治す

・体臭を消す

・傷の中の細菌に抵抗する

・歯槽膿漏の歯と歯茎を清潔にする

・口臭を消す

・喉の痛みを和らげる

・口内手術の際に最適なうがい薬になる

・扁桃腺の炎症を抑える

・潰瘍の組織を沈静化する

・痔の痛みを沈静化する

・カタル性の水様便を改善する

・脚の血管系を活性化する

・脚の静脈瘤を改善する

・炎症による痛みを軽減する

・視力を回復する

●生きるための食べ物を考える

　地球上に存在するすべての生命の目的は、生き続けること——では、私たち人間が生きていくために必要なものとは何でしょうか？

　酸素と水を除くと、第一に食べ物です。

　人間は、植物と動物から食べ物を得ています。一方、植物は、土そして太陽から直接栄養を得ています。そして植物だけが、太陽の光を炭水化物に変える方法を知っています。植物は、太陽の光から炭水化物をつくりだし、その炭水化物から、新たな茎、根、皮、そして何よりも大切な葉を形成して育っていくのです。

葉はさらに、たくさんの炭水化物をつくります。葉が他の部分よりも大きいのはそのためです。グリーンは常にクロロフィルの吸収を高めようとするため、葉は絶え間なく成長を続けます。すぐに空間全部を埋め尽くして私たちの居場所がなくなってしまうほど、生命力が強いのです。ですから、私たちは、家のまわりの茂みや庭の芝生を、いつも手入れをしなくてはならないわけです。

　植物の命は太陽によって生かされ、私たちは植物によって生かされています。肉を食べるのも、動物が植物を食べた際に受け取った栄養素を摂取するためです。人間が肉食動物をほとんど食べないのは、このような理由からです。

　古代パレスチナの教えやイスラム教をはじめとするいくつかの宗教は、ライオン、トラ、ヒョウ、キツネ、ワシやペリカンなどの肉食動物を食べることを禁止しています。

　祖母が、戦争中に親戚が飢えをしのぐために肉食動物や鳥を食べた際に、激しく具合が悪くなったと語っていました。しかし、肉食草食関係なくすべての生物は、グリーンを食べずに生き延びることはできません。犬や猫でさえ、ときどき芝生を食べて補給しているのを見たことがあるのではないでしょうか。

●クロロフィルを飲む！

　グリーンは、クロロフィルの高酸素含有量と豊富なミネラルを合わせもち、地球上に存在する最もアルカリ性の高い食品です。そのグリーンをふんだんに取り入れたグリーンスムージーを日常的に飲むことで、私たちは体をアルカリ性に保つことができます。

　グリーンスムージー以外でグリーンのクロロフィルと栄養素を取り入れる方法は、ウィートグラス・ジュース（小麦若葉の青汁）を飲む

ことです。この栄養満点のジュースは、アン・ウィグモア博士によって開発され、どんどん広がりを見せています。

ウィートグラス・ジュースは、全体の70%がクロロフィルで、102種類のミネラルのうち92種類が含まれています。また、ベータカロチン、ビタミンB群、ビタミンC、E、H、K、19種類のアミノ酸、有益な酵素などを豊富に含みます。ウィートグラスは、健康を増進する非常に優れた飲み物です。

しかし、ウィートグラス・ジュースはその強い栄養密度のために、多くの人は大変飲みにくいと感じます。日常的に摂取したいけれど、匂いをかぐだけで吐き気がしてしまうという人もたくさんいます。

私も何度となくウィートグラスを飲もうと試みましたが、踊ったり、お祈りしたり、鼻をつまんだり、あらゆる手を使っても、飲めませんでした。

しかし、グリーンスムージーを毎日飲むようになってから1年ぐらいたった頃、ウィートグラスを勧められて飲んだら、予想外においしいと感じるようになっていました。今では、100〜200㎖以上のウィートグラスを毎日飲むことが、まったく苦痛ではなくなりました。

この変化があまりにうれしい驚きだったため、しばらく地元のウィートグラスを置いているジュースバーに通って、一度に10〜15ドル分飲み続けました。ジュースバーで働く女の子たちの間で、私ほど平気な顔でウィートグラスを飲み干す人は見たことがないと話題になったそうです。彼女たちは、1杯たりとも飲めなかったと言います。

今は毎日は飲んでいませんが、機会があれば必ず飲むようにしています。あんなに飲みにくかったウィートグラスを体が受け付けるようになったのは、私の胃酸の分泌が改善されたことが関係しているのだと思います。

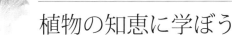

chapter 14
植物の知恵に学ぼう

●植物の偉大なる生命力

　植物、土、太陽の優れた関係性についてはすでに触れましたが、数百万年もの間、地球上で共存してきた植物、人間、そして動物は、強い共生のつながりをつくりあげてきました。

　植物にとって、人間や動物に果実を食べられることは、けっして悪いことではありません。それどころか、果実が十分に熟していれば食べられることを望んでいます。熟れた果実の中には、十分に育った種があります。動物たちが食することによって、大地に種が蒔かれ、次の世代への発展につながるからです。

　植物の目的は、種の存続と次世代が生存するための環境づくりです。地球上のほとんどの果実が丸い形をしているのは、コロコロと転がって、新たな場所で生命を始めるためです。また、果実がカラフルでおいしく、栄養満点な理由も同じことです。

　おいしければ、動物は一つ食べたらまた戻ってきて、さらに何度も繰り返し食べてくれるでしょう。この方法はとても効果的で、フルーツはすべて食べられてしまいます。

　鳥によって徹底的に食べ尽くされたさくらんぼの木や、リスが一つ

残らずドングリを食べてしまった樫の木を見たことがありますか？

　そして、その後どうなるのでしょう。

　"食べた者"は食べ物を消化し、もともとの木から遠く離れた場所で排便をします。とてもよい"有機肥料"に包まれて出てきた種は、はじめから最高のスタートを切ったようなものです。

　種は消化されることがないように固い殻と抑制物質によって守られます。また、果実は中の種が熟すまでの期間は誰かに食べられてしまうことがないように、無色、無臭でおいしくない状態を保ちます。

　ロシアで近年行われた研究によると、「木が生命の終わりを予知すると、最後にもう一度種をつくることにすべてのエネルギーを注ぎます。嵐によって倒れてしまった樫の木や樹皮が剥ぎ取られた杉の木は、朽ちていく前に最後の力を振り絞ってドングリや種子を大量に生み出すのです」(60)

　植物にとって生命の存続がいかに大切であるかがわかる事例でしょう。

　しかし、最近出回っている遺伝子組み換えの植物は違います。遺伝子を組み換えられた植物は意図的に種をつくりません。彼らは、不自然な次世代をつくりださないよう自ら生殖力をなくすのです。

　種のないスイカは、香りが薄く味気がありません。それは、次代につなごうとする「やる気をなくした」植物が、果実を甘く香りよく魅力的に見せることに力を注がないからです。

　種のない植物は、もともとの性質、電磁波などさまざまなものが操作されています。私なら、倍の値段を払ってでも、オーガニック栽培の種のあるスイカやトマトを選びます。

●グリーンの苦みに隠された意図

さて、植物は幹や根を食べてほしいと思っているでしょうか？

いいえ、食べてほしくないからこそ、根は地中に埋まっているのです。

すでに説明したとおり、植物の根は土の中の微生物のために存在します。そして幹は、故意に固くて苦い樹皮に包まれています。

では、グリーンはどうでしょうか？　ここでも植物は、他の生物と共生するための優れた能力を発揮します。

植物は、果実は1つ残らず人間や動物に食べられることを望んでいますが、葉はクロロフィルを作り出すために必要なので、一部しか与えません。しかし植物は、移動が可能な動物に、受粉、施肥、熟した果物を食べてもらうなどさまざまな理由で頼っています。ですから、動物に葉を食べさせても、すべて食べ尽くされないよう、植物の葉には豊富な栄養素が含まれると同時に、苦みもしくは極少量のアルカロイドと呼ばれる毒素が混ざっているのです。

それを知っている動物は、本能的に同じ植物の葉を続けて食べることをせず、食べる植物の種類を少しずつ変化させます。雑食であるすべての野生動物は、一つの種類を少量摂取すると、別の種類へと移っていきます。少量であれば、動物の体はあらゆるものを解毒する力をもっているのです。

チンパンジーも食べるグリーンの種類を常に変えています。「1年で約117種類のグリーンを食べる」[61]という報告もあります。

私たち人間も、食べるグリーンを固定せず、できる限り多くの種類を代わる代わる摂取するべきです。

●グリーンはこんなにある！

　私が住んでいるオレゴン州では、食べられる野草を含めても 40 ほどのグリーンの種類しか特定することができませんでした。私は、農家の人がより豊富な種類のグリーンをつくってくれるよう願っています。

　次のリストは、昨年、私の家族がローテーションを組みながら食べていたグリーンの種類です。

《グリーン》

　ルッコラ／アスパラガス／ビーツの葉／チンゲン菜／ブロッコリー／にんじんの葉／セロリ／チャード／コラードの若葉／食用花／アンディーブ／キクヂシャ／フリゼ／ケール（3 種）／水菜／マスタードの葉／赤チコリ／ロメインレタス、緑と赤のレタス（アイスバーグレタスなど葉の色が薄いものは除く）／ラディッシュの葉／ほうれん草

《野　草》

　ハコベ／クローバー／たんぽぽの葉と花／ラムズクオーター／アオイ／マイナーズ・レタス／オオバコ／スベリヒユ／イラクサ

《ハーブ》

　アロエ／ディル／バジル／シラントロ（香菜）／フェンネル／ミント／パセリ（2 種類）／ペパーミントの葉／スペアミント

《スプラウト》

　アルファルファ／ブロッコリー／クローバー／フェネグリーク／ラディッシュ／ひまわり

●野草の驚くべき威力

　野草は、お店で売られている植物よりも一般的にビタミンやミネラルが豊富です。農家の人に甘やかされて大切に育てられていないからです。

　引っこ抜かれるなど常に処分される危険にさらされているため、身を守るために強いサバイバル能力を身につけました。

　水がなくても生き延びるために、信じられないほど長い根を張り巡らせます。アルファルファの根は、土壌の最も肥沃な層に達するために、6mまで伸びることがあります。その結果、野生の植物は、栽培された植物よりもはるかに豊富な栄養素を保有することができるようになりました。

　以前、庭で育てていた大切なアイスバーグレタスを守るために、当時やっかい者扱いしていたラムズクオーターを引っこ抜いていたことを思い出すと、恥ずかしくなります。

　ただし、野生の植物からはたくさんの恩恵を受けられますが、いくつかのリスクも存在します。まず初めに、食用可能な植物を見分ける方法を身につけなければなりません。

　野草を栽培する際には、十分に気をつけてほしいと思います。適切に行えば、健康によく、安全で楽しいものですが、きちんと時間をかけて知識をつけてから行ってください。食べられるかどうか少しでも判断に迷ったら、絶対に口にしないでください！

　野草について学ぶ最もよい方法は、経験と知識が豊富なガイドが案内する地域のハーブ・ウォークに参加することです。実際に植物に触れて、匂いをかいで、味わってみることで、いくつかの食べられる植物を判別できるようになり、自分でも育てられる"野生の農産物"を収集することもできます。

また、インターネット上でも食べられる野草に関する記事や写真を
たくさん見つけることができます。地元の植物に関して書かれた本も
きっと見つかると思います。

●スプラウトにご用心

　私たちはグリーンのバラエティを増やすために、数種類のスプラウ
トを食生活に加えています。しかし、1日に摂取する量は多くても片
手一つかみ程度で、週に1、2回に抑えてください。

　ビタミンB群が豊富なスプラウトは急速に成長するため、成長し
た植物に比べて100倍もの栄養素を含みます。しかし、発芽してか
ら3～6日目の時点で、多めのアルカロイドを含みます。動物に食
べ尽くされることを防ぐためです[(62)]。

　だからといって、スプラウトが有毒で危険というわけではありませ
ん。スプラウトばかりを食べて生きていくことはできないということ
です。

　ときどき、ケール、ほうれん草、パセリやその他の特定のグリーン
が有毒な成分を含んでいるため、人間が摂取するのは危険だと書かれ
ている記事を見ることがありますが、特定のグリーンを食生活から取
り除くほどのことはありません。それよりも大切なことは、摂取する
グリーンの種類を増やして、常に食べる種類を変化させることで、よ
りよい健康状態を手に入れることです。

　植物が絶滅しないように自らの身を守る方法は、このほかにもいく
つかあります。アルカロイドの代わりに鋭いトゲをもつものもあれば、
アフリカに生息するアカシアの一種には、刺されると痛いアリの大群
が生息しています。

　サボテンやイラクサなどのトゲのある植物は、トゲによって守られ

ているのでアルカロイドを含みません。もちろん、トゲを取り除く方法をまず考えなければなりませんが、私は何度もイラクサ入りのグリーンスムージーをつくることに成功しています。

　穀草にはアルカロイドがほとんど、もしくはいっさい含まれていません。肥料を集めるために、鹿、野生の馬、ヤギなどを草原におびき寄せるためです。動物たちを一日中草原での中で草を嚙み続けさせるために、草は荒く消化しにくい質感に進化を遂げました。

　植物が存在するためにつくりだしたさまざまな小さな仕掛けのことを考えると、自然に対して多大なる尊敬の念を抱かずにはいられません。しかし、数百万年かけて発展してきた植物との共生を、ほんの数十年で破壊してしまうこともできます。

　今なら、人間はまだ自然との関係を修復できると信じています。そのために、本来の食生活に立ち戻ることは不可欠なステップです。

chapter 15
あごの筋肉を鍛える

●あごを鍛えよう

　ブレンダーで撹拌（かくはん）した食事ばかりを食べていると、消化の大切なプロセスである「嚙む」という行為をほとんどしなくなってしまいました。

　そこで私は、あごの筋肉を鍛えるためのトレーニングを考え、あごのエクササイズ機具を発明しました。とてもシンプルな仕組みで、いつも持ち歩いて、時間のあるときにあごの筋肉トレーニングを行っています。

　最初は、自分のあごの筋力があまりに弱いことに驚きました。エクササイズ機具を使って一定の動きを 5 回ほど繰り返しただけで、筋肉が麻痺してしまうほどでした。しかし、続けるうちにすぐに成果が見えはじめ、2 日たった頃には連続で 20 〜 30 回程度動きを繰り返すことができるようになりました。

　機具に抵抗するようにあごを動かすのは気持ちがよく、エクササイズを楽しんでいると言ってもいいぐらいです。あごが長年このような動きを求めていたのだと実感します。

　また、歯が白く、強くなり、歯茎の状態もより健康になりました。

さらに、食事前にあごのトレーニングを少々行うことによって、消化も改善されるようになりました。

●骨も鍛えれば育つ

あごを鍛えるとともに、私は骨についても少し調べてみました。

私たちの骨を形成する骨組織は非常に優れた素材で、常に形成と再形成を繰り返しています。その絶え間ない再生は、古い塗装を剝がして、代わりに強くて滑らかなアスファルトを新しく塗り替えながら道路を補強し続ける道路工事の様子を思い出させます。

たくさんの車が頻繁に通る道は、質の高い材質で強度を補強されるのに対し、ほとんど利用されない道路は見過ごされて古びていきます。

ドイツ人医師J.ウォルフは、1982年に「皮質骨と骨梁の形成と再形成のプロセスに、物理的圧力は大きな影響を及ぼす。骨の形態への影響が明らかであるため（中略）機械の力は骨の中で感知され、すべては力学的に強い構造に変化する」[63]と言っています。

つまり、骨は外から加えられた力の大きさに応じて強くなり、逆に弱くなることもあるのです。要するに、骨に大きな付加を与えると、それに対抗するために骨のミネラル濃度が高まり、強化されます。

イギリスのマンチェスターで近年行われた研究で「大人のテニスプレイヤーの利き腕は反対の腕と比べて、骨量が40%も上回る」[64]ということが明らかになりました。逆に、鍛えなければ骨は弱くなり、動かさないことで強度が低下します。宇宙では重力がないため、宇宙飛行士の骨量は減少します。つまり、骨を強くするためにはトレーニングが必要で、薬や食品、サプリメントでそれを補うことはできません。

●あごエクササイズ・プログラム

　現代人の中には、あごが小さくなっていること、そしてあごの骨が細くなっていることに悩んでいる人がたくさんいます。ハーバード大学歯学部の西村一郎准教授は、あごの衰退は「歯学的には大問題だ」と語っています。「細いあごは簡単に砕かれてしまう。支持構造がないため、義歯を入れることが非常に難しい」のです。

　この問題を解決する一つの方法は、あご骨から新たな支持骨が形成されることですが、実際にはありうることではないでしょう [65]。

　ウェストン・プライス医師は、歯列弓の変形、歯列のゆがみと虫歯の患者の数の急激な増加を懸念し、1939年に「文明国における深刻な健康状態の退化」について研究論文を書いています [66]。すでに100年も前に書かれたものですが、あごの変形と加工食品の関係性について実証しています。

　生で自然のままの加工されていない食品を食べるには、たくさん噛むという行為を強いられます。一方、加工された食品は柔らかく、あごの筋肉を使わずに食べられます。たとえば、ほとんど噛まなくても食べられる柔らかいパン、ベイクドポテト、オートミール……、それに対してセロリ、殻が固いナッツ、繊維が豊富な根菜などの力強い咀嚼を必要とする食品を比べてみてください。

　弱くて小さく退化したあごの形成につながる大きな要因の一つは、固い食品を食べなくなったことによる、あごの筋肉のトレーニング不足ではないでしょうか。

　2009年に、私が考案したあごのエクササイズ器具が商品化されました。私がかかっている歯医者は、数百万人のアメリカ人（特に多くの若者や子供）が重度なあごの変形に苦しんでいると言っていました。

　対処法として苦痛を伴う手術を行うそうですが、それも一時的な処

置に過ぎません。これを防止するために、どこかの歯科医師が、私の
考案したあごのエクササイズ・プログラムを推奨してくれることを
願っています。

chapter 16

体に効果のある"脂肪"を摂ろう

● **代謝に影響する脂肪**

　高速に羽根を羽ばたかせるハチドリと、ほとんど動かない冬眠中のクマ——その動きの違いには、「代謝」が大きく関係しています。ハチドリの動きがすばやいのは代謝が非常に良いためで、冬眠中のクマの動きが緩慢なのは、代謝が低いからです。

　代謝には体内を構成する脂肪量の差が大きく影響しており、最近の研究によると、「ハチドリのように高速で動く動物の体内の脂肪は、オメガ3脂肪酸（以下、「オメガ3」）を多く含む」[67] ことがわかっています。一方、冬眠に入る前のクマは、脂肪を蓄積するため、多量のオメガ6脂肪酸（以下、「オメガ6」）を溜め込む必要があります。オメガ3とオメガ6は、共に必須多価不飽和脂肪酸であるため、似通った物質と思われがちですが、大きな違いがあるのです。

　オメガ3分子は、急速にその形を変えることができるという特徴があります。この卓越した柔軟性は、吸収する臓器にも影響します。オメガ3は、人間や動物の血液や植物の樹液を薄め、体内でも短時間で臓器に吸収されます。オメガ3を吸収することによって正常に心拍が働き、血液が循環し、視力が働き、脳が速く明確に判断をすることが

可能になります。

　オメガ6は、反対の働きをします。動物の血液や植物の樹液の濃度を高め、組織の炎症を起こします。人間が、食生活の中でオメガ6を過剰摂取すると、心臓疾患、脳卒中、関節炎、ぜんそく、月経痛、糖尿病、頭痛、腫瘍転移などの症状に結びつくとする専門家もいます[68]。

　オメガ3が人間の健康にとって重要であることを知った私は、より多くの研究資料を探し求め、オメガ3について書かれたあらゆる資料を読みました。なかでも、2006年のスーザン・オルポートの著書『The Queen of Fats』という文献は、特に参考になりました。

　オルポート氏は[69]、乳がん、前立腺がん、大腸がんなどの特定のがんの進行へのオメガ6の関わりについて言及し、うつ病、産後うつ、注意力欠如障害、双極性障害などの精神的疾患へのオメガ3の有効性を検証する研究もあるとしています。また、心臓疾患、がん、うつ病、免疫障害、関節炎、肥満、糖尿病などさまざまな疾患が、必須脂肪酸の摂取バランスの乱れに関連していることもわかりました。

　これまで、肥満症状の原因は、脂肪分、特に飽和脂肪酸の割合の高い食品の過剰摂取とされてきました。そのため多くの人は、食生活の中の脂質の割合を減らすように努力しました。1955年から95年にかけて、アメリカ人は、全摂取カロリー中の脂質の平均割合を40%から35%に削減しました。米国農務省（USDA）によると、アメリカ国民の飽和脂肪酸の摂取量は減少し、代わりにサラダ油など調理油の摂取量は、1955年が年間1人当たり約4.4kgであったのに対し、2000年には約14.7kgに増加しました[70]。しかし、より健康的な食生活を送るための努力にかかわらず、米国における成人の肥満率は、同期間で25%から47%まで増加しました[71]。

　どうやら、私たちは間違った脂肪を食べていたようです。

●オメガ6の過剰摂取による弊害

1960年代前半、少女時代を過ごしたロシアで、私は母にガラス瓶を渡され、植物油を買ってくるよう頼まれることがありました。そのとき母からは、「買う前に入荷日を必ず聞いて、1週間以上前であれば別のお店に買いに行きなさい」と言われました。圧搾したての油は短い期間で酸化してしまうからです。家では、鮮度を保つために、直射日光が当たらない冷暗所に保管していました。

その後、技術は進歩し、ひまわり油やとうもろこし油、その他の植物油の賞味期限は1年にまで延びました。油の中から、傷みやすい性質をもつオメガ3を取り除くことによって保存が可能になったからです。ゆえに以後、数十年の間に、多くの食品からオメガ3の量が減少しました。近年は、遺伝子組み換え技術によって種子が操作され、オメガ6の量を増やし、オメガ3の量は減らされています。

また、牛、羊、豚、鶏などの家畜は、草や干し草の代わりに大豆やとうもろこしなどの穀類をエサとして与えられるようになりました。草を主食とする家畜の肉はオメガ3を多く含み、穀物を食べる動物の肉はオメガ6が多いのです。

養殖魚にも、穀物が与えられています [72]。小魚やクジラはクロロフィルが豊富なプランクトンや微細藻類を食べます。クロロフィルは、魚に含まれるオメガ3脂肪酸のもとです。大きい魚は小魚を食べ、人間は大きい魚を捕獲して食べます [73]。そのため、野生魚にはオメガ3が多く含まれていますが、養殖魚はオメガ3よりもオメガ6を多く含む場合が多いのです [74]。

乳製品と卵にも同じことがいえます。ある研究では、草と昆虫と少量の穀物を主食とする放し飼いの鶏の卵のオメガ3含有量は、スーパーマーケットに売られている標準的な卵に比べて20倍でした [75]。

オメガ6脂肪酸の摂取量が多い食生活のデメリットの一つは、冬眠中のクマのように代謝機能の低下により、体重が増加することです。クマの場合は自然なサイクルに基づいた機能ですが、人間ではそうはいきません。(注)

注）冬とは、とてもよくできたシステムです。冬になると太陽の光が減少することにより、植物は落葉します。その結果、動物の葉の摂取量が減り、代わりに種子を食べる量が増えます。細胞膜の中の種子に含まれる脂肪分（オメガ6）が葉に含まれる脂肪分（オメガ3）より多くなるため、新陳代謝率が下がり、体重が増えて脂肪として蓄積されます。春になると、種が発芽して葉が出てきます。そうすると、動物は活動と繁殖期に向けて、より俊敏に動ける葉を中心とした食事に変化します。オメガ6をオメガ3に返還するプロセスは、植物だけがもつ酵素による働きです。

多くの肥満の人たちは、実は不足している脂質があることを知りません。オメガ6を過剰に摂取している一方で、オメガ3の摂取量が足りていないのです。ポテトチップス、クラッカー、クッキーは種子や油でつくられています。また、健康食とされているサラダやベジタリアン向けの食事にもオメガ6を大量に含む植物油が使われます。オメガ6を多く含む食品を食べ続ける限り、肥満の人口は増え続けます。

以下の統計は、過去20年間のアメリカ人の食生活に関する残念な傾向を明らかにしています[76]。

・アメリカ人のうち、5800万人は太り過ぎ、4000万人は肥満、300万人は重症肥満である
・25歳以上の10人のうち8人は、太り過ぎである
・78%のアメリカ人の運動量は一日の推奨レベルに達していない

・25％のアメリカ人は、座りっぱなしの生活を送っている

・1990年以後、30〜40歳の成人の２型糖尿病患者は76％増加している

　皮肉なのは、より健康的な食生活を送ろうと努力している人ほど、動物性の油を植物油（とうもろこし、大豆、紅花、ごま）に切り替えた結果、より多くのオメガ６を摂取してしまっていることです。オメガ６の摂取によって代謝率が下がり、「肥満のリスクが高まる可能性がある」[77]とシドニー大学のレナード・ストーリエン教授は言っています。食事脂肪の肥満とインスリン抵抗性への影響を研究する同教授は、「食事脂肪の摂取量だけではなく、摂取する脂質の種類も体重と代謝に様々な影響を及ぼす」[78]ことを実験で明らかにし、オメガ３を豊富に含む食品が、私たちを肥満と糖尿病の発症から守ってくれることがわかりました。

　一方、デンマーク人のヨーン・ダイヤーバーグ博士とハンス・オラフ・バング博士は、グリーンランドのウマナック地区に住むエスキモーの食生活を調査しました。すると、エスキモーの主な食事は、魚、アザラシ肉、クジラの皮下脂肪で、飽和脂肪酸摂取量が高いにもかかわらず、「ウマナック全体の中で、現在のところ糖尿病発症のケースは聞かれていない」[79]という結果が出ました。

　必須脂肪酸の最高権威である、国立衛生研究所の栄養生化学研究者ウィリアム E. M. ランズの研究では、オメガ６とオメガ３と酵素の関係がまとめられています。オメガ６とオメガ３は、共に細胞膜の中のデサチュラーゼと呼ばれる酵素の作用を受けて化学反応を起こす基質です。酵素の基質として好ましいのはオメガ３のほうですが、食事で、オメガ３よりオメガ６を過剰に摂取すると、摂取した量以上の、

オメガ 6 をつくりだしてしまいます [80]。

　これらすべての科学的発見は、一つの大きな結論へとつながります。それは、人間は食事から豊富なオメガ 3 を摂る必要があるということです。そうしないと、代謝が下がり、冬眠中のクマのように眠たく、動きが緩慢になる可能性があります。

　膜生物学者であるバートン・リットマン博士によると、「オメガ 3 が不足した食生活で育った人は、宇宙飛行士や戦闘機のパイロットにはなれない」[81] のだそうです。

　それでは、必須脂肪酸の最も理想的なバランスはどのようなものなのでしょうか。

　私が読んだほとんどの資料の中で推奨されていたオメガ 6：オメガ 3 の割合は、3：1 から 2：1 でした。現代の一般的なアメリカ人の食生活の割合は 10：1 から 20：1 で、これは病気の発症率の高さに現れています。全米科学アカデミー医学研究所が推奨している割合は 10：1 で、スウェーデンで推奨される 5：1 や日本で推奨される 4：1 に比較するとかなり高い割合です。

●オメガ 3 の供給源は？

　オメガ 3 の摂取量を増やすには、どうすればよいでしょう。

　ハーバード大学公衆衛生学部の栄養学の教授フランク・サックス博士は [82]、食事には主に 2 パターンのオメガ 3 脂肪酸が存在するといいます。一つはフラックスシードオイル、くるみ、そして緑の葉野菜に含まれる α リノレン酸（ALA）。もう一つは、脂肪分の高い魚に含まれる長鎖脂肪酸のエイコサペンタエン酸（EPA）とドコサヘキサエン酸（DHA）です。

　幸いにも、オメガ 3 はすべてのグリーン、特にほうれん草、ロメイ

ンレタスやルッコラに多く含まれます。パースレーン（スベリヒユ）と呼ばれるどこにでも生えている野草も、豊富なオメガ3を含みます。

　グリーンに含まれるオメガ3がDHAやEPAに変換されるかは確かではないとする研究もある中、次の情報を見つけました。脂質と脂肪酸の研究者ラルフ・ホルマン博士は、ナイジェリアエヌグ州に暮らす38人のナイジェリア人の血液を検査したところ、今まで調べたどの地区の民族よりも血液中のオメガ3の数値が高いことを確認しました。この38人は、魚はあまり食べず、グリーンを多く摂取し、オメガ6を多く含む植物油は摂取していませんでした[83]。

　オメガ3を多く含む食品は、ほかにも発芽したフラックスシード（亜麻の種子）、発芽したチアシードとフラックスシードオイルが挙げられます。フラックスシードオイルは、サンディエゴにあるゲルソン・インスティテュートで、がん患者の食生活に唯一取り入れている油です。インスティテュートの創設者であるシャーロット・ゲルソン氏の独自の研究では、がん細胞の増殖を促進しない唯一の油がフラックスシードオイルだそうです[84]。そのため私は、なるべく毎日サラダに大さじ1杯のフラックスシードオイルをかけて食べています。

　しかし、オメガ3は非常に不安定で、消化管の中でも急速に酸化するという性質があります。ですから、オメガ3を最も多く含むフラックスシードオイルは、20分間室温に置いておいただけで、悪くなってしまう可能性があるため、冷蔵して保存しなくてはいけません。酸化したオイルの摂取は、フリーラジカル（活性酸素）を発生させるため、心臓疾患の発症を促進する危険性があります。

　これに対抗するためには、抗酸化物質が豊富なフレッシュフルーツと野菜を食生活に取り入れることです。例えばブルーベリー、ブラックベリー、いちご、ラズベリー、プラム、オレンジ、ぶどう、さくら

んぼ、ビーツ、赤キャベツ、パプリカ、ケールなどです。

フラックスシードオイルなどは、製造や流通上の品質保持が難しいため、総じてオメガ3食品は高額です。しかし、後から栄養不足が原因で医療費を払うことになるぐらいなら、今、良質の食品にお金を使いたいと私は思います。

オメガ3の摂取量を増やすだけでなく、オメガ6の摂取量の減少にも努力しなければなりません。「魚を食べることは有効だが、問題は食事に魚が不足していることよりも種油の過剰摂取とグリーンの摂取不足だ」と、アルテミス・シモプロス医師は著書の『The Omega Diet』[85]に書いています。

必須脂肪酸について書かれたこの貴重な情報は、私自身のいくつかの疑問に対する解決の糸口となりました。私を含む一定数のローフーディストが、ローフードの食生活を送り続ける中でなぜ体重が増加し、減らすことが困難なのか、その理由がここにあったのです。

今、私たちは食生活を見直し、とうもろこし油、ごま油、紅花油、ひまわり油、ピーナッツ油、またナッツや種子の摂取量を減らす必要があります。その手引きとして、私は、USDAの提供する食品の栄養データからナッツ、種子、油、グリーン、フルーツに含まれるオメガ3とオメガ6の含有量を抜粋して割合を示す表（次ページ）をつくりました[86]。表内のグレーの網掛け部分は、オメガ3の含有量の多い食品を示しています。

●グリーンはオメガ３の宝庫

私は、何年も狂信的に100％ローフードだけの食生活に従うべきだと信じてきました。生のものはすべて、加熱されたものよりも体に良いと信じ、ローフードがもたらす健康への影響について学び、徹底的

食品に含まれるオメガ3脂肪酸とオメガ6脂肪酸含有量の比較

種類	食品	分量	オメガ3 脂肪酸（mg）	オメガ6 脂肪酸（mg）	オメガ3の倍率 （小数点2位以下を四捨五入）
油	フラックスシードオイル	大さじ1	7,196	715	0.1倍
	ひまわり油		5.0	3,905	781.0倍
	紅花油		0	10,073	多量のオメガ6
	ごま油		40.5	5,576	137.7倍
	コーンオイル		157	7,224	46.0倍
	キャノーラ油		1,031	2,532	2.5倍
	オリーブオイル		103	1,318	12.8倍
種	チアシード	1オンス	4,915	1,620	0.3倍
	フラックスシード		6,388	1,655	0.3倍
	ひまわりの種	1カップ	34.0	10,602	311.8倍
	胡麻		541	30,776	56.9倍
	かぼちゃの種		250	28,571	114.3倍
	くるみ		10,623	44,567	4.2倍
	アーモンド		5.7	11,462	2,010.9倍
	ピーカンナッツ		1,075	22,487	20.9倍
穀物	小麦	1カップ	52	1,152	22.2倍
	ライ麦		265	1,619	6.1倍
	オート麦		173	3,781	21.9倍
	キノア		522	5,061	9.7倍
豆	レンズ豆	1カップ	209	776	3.7倍
	サヤマメ		39.6	25.3	0.6倍
	ひよこ豆		202	5,186	25.7倍
	グリーンピース		50.8	220	4.3倍
	スナップエンドウ		12.7	3.5	0.3倍
グリーン	グリーンレタス	1株360g	209	86.4	0.4倍
	コスレタス、 ロメインレタス	1株626g	707	294	0.4倍
	ほうれん草	1束340g	469	88.4	0.2倍
	たんぽぽの葉	100g	44	261	5.9倍
	ルッコラ		170	130	0.8倍
フルーツ、 野菜	りんご	中1個	16.4	78.3	4.8倍
	バナナ		31.9	54.3	1.7倍
	いちご	100g	65.0	90.0	1.4倍
	にんじん		2.0	115	57.5倍

※大さじ1＝15mℓ、1オンス＝約28g、1カップ＝約250mℓ

に貫く決意をしました。

　ローフードを始めた頃の食生活（主にフルーツ、野菜、ナッツと種子）にいっさい不満はありませんでしたが、数年続けるうちに何かが不足していると思うようになりました。食への欲求が日に日に強まり、いつも空腹を感じるようになったのです。フルーツが好きだったので、一食に 500 g 〜 1 kg 食べることがありましたが、食べ終えてもまだお腹がすいていました。常に空腹を感じるというのは、栄養不足の症状なのです。にんじんやブロッコリーなどの野菜類は、特に油が入ったドレッシングがかかっていると、食べたくありませんでした。10 年ほどローフードを続けている間に油を受け付けなくなってしまい、食事に一滴でもオイルが入ると、耐えられなくなってしまっていたのです。

　100％ローフードの食生活を続けながらも、食欲を満たすために、種子とナッツの摂取量が増えていきました。1990 年代後半に、ローフーディスト向けの健康商品の新ラインを製造する会社が何社かできました。そのうちの一社が、私が住むアッシュランドにあり、非加熱のタヒニ（ごま）ペースト、アーモンド、カシューナッツ、かぼちゃの種でつくるオーガニックナッツバターのまとめ買いをするようになりました。ナッツとナッツバターの摂取量を増やすことで、はじめは食欲が落ち着いたように思えましたが、数カ月間ナッツの過剰摂取を続けたところ、健康状態が衰えていることに気付いたのです。エネルギーが低下し、爪が弱くなり、虫歯がいくつかできました。そして、体重の増加が始まりました。

　2004 年にグリーンスムージーを考案してから日常的に飲み始めると、健康状態が大幅に改善され、体重もいくらか減りました。今ならわかりますが、グリーンスムージーによってオメガ 3 の摂取量は増え

ましたが、オメガ6の摂取量は減っていなかったのです。

　毎日毎日ナッツを摂取していました。菜食主義者に必要な脂肪の供給源だと信じていたからです。

　しかし、徐々にナッツを食べたいと感じなくなりました。ハーブやフルーツで味付けをしたおいしいナッツのおやつづくりが得意になりましたが、あるときいっさいのナッツと種子を受け付けなくなり、少しでもナッツを食べたとたんに喉が痛くなり、発熱が数時間続くようになりました。いくつかのローフードコミュニティの集まりに参加したときに、気付かずにナッツを食べてしまうと体調不良となり、パーティを後にしなければなりませんでした。

　自分の体が、なぜナッツを拒否するようになったか、その理由が長年わかりませんでした。また、今後どういう食生活をすればいいのかもわからなくなってしまいましたが、オメガ6の過剰摂取がオメガ3不足を引き起こすと書かれた最新の研究を読んで、その理由に気が付きました。

　ローフードが自分にとって最適な食生活であるという考えは変わりませんが、健康状態を犠牲にして100％に固執することはありません。食生活について聞かれると、私は「約95％ローフードの食事法」と答えます。ナッツか蒸し野菜であれば、蒸し野菜を選んで食べます。また、これから先、人生と研究を続けるうちに、食生活はまた少しずつ変化するかもしれません。

　地球上に生命をつくりだす光合成が行われる際に、植物の光合成を助ける葉の葉緑体に高濃度のαリノレン酸が確認される⁽⁸⁷⁾ことはすごいことだと思います。

　栄養データによると、グリーンはフラックスシードオイルに次ぐ植物性のオメガ3供給源です。必要十分なオメガ3脂肪酸を食生活に

取り入れるために、グリーンは不可欠です。オメガ 3 がもたらすさまざまな効果を考えると、「グリーンスムージーは奇跡のヒーリングドリンク」と言っていいでしょう。

　私は毎日グリーンスムージーを飲みます。冬眠するクマではなくて、ハチドリに自分を重ね合わせながら……。

chapter **17**

自分の目で見ること、
経験することの大切さ

●自分を観察してみよう

　物事の発見は「観察する」ことから始まります。観察することは、研究者の特権ではありません。誰でも、物事を観察し、そこから結論を導き出す力をもっているのです。

　自分の人生をコントロールするうえで、自分の目で見て経験することが手助けになります。実体験にとって代われる化学データは存在しません。

　小さな子供に「火に手を近づけてはいけないよ」といくら言い聞かせても、彼らは実際に炎に触れて熱いという体験をしなければ、その言葉の本当の意味を理解することはできません。

　結果から原因を導き出し、何が起こりうるかを知る唯一の方法は観察することです。前の晩にごはんを食べ過ぎて、そのまま眠ってしまったら、お腹は消化しないまま、翌朝すっきりとした気分で目覚めることは期待できません。

　この先に起きることを予期する力があれば、私たちは意識的に行動できるようになり、理想とする目標達成を可能にします。

　これにより、自分よりも「賢い人」のアドバイスを鵜呑みにせずに

済みます。

　私が育った旧ソ連では、国民の行動は政府に厳しく管理されていました。幼い頃から、何をすべきか、どう考えるべきか、話す内容に至るまで厳しく指示され、新しいことに挑戦することは怖くてとてもできませんでした。

　幸運なことに、私はその後の人生でたくさんのすばらしい人たちに出会い、彼らから、やりたいと思ったことには何でも挑戦するということを学んだのです。

●「自分の目で世界を見る」ことの重要性

　私のヒーローであり、インスピレーションの源であるアレクサンドル・スヴォロフについてお話します。

　彼は、3歳のときに視覚と聴覚を完全に失いました。しかし、自分の人生を最大限に生き抜くために、言葉を話すことを学び、手を握るだけで相手の話していることを理解する術を身につけたのです。

　優秀な成績で高校を卒業した後は、モスクワ大学で博士号を取得し、自分と同じように目と耳が不自由な子供たちを助けるために、いくつものすばらしい研究論文を発表し、本も執筆しました。

　1970年代に、彼自身の人生観をまとめた40分のドキュメンタリー映画が公開されました。人生に立ち向かう彼の真摯な姿勢が大きな感動を呼び、モスクワの映画館にはたくさんの人々が押し寄せました。

　映画の上映が終わっても、しばらくの間誰も席を立つことができなかったことを覚えています。私たちは感動に涙を流しながらも、戸惑い、自分たちの勇気のない行動や恐怖について頭を巡らせていました。

　音のない暗闇の世界で生きるアレクサンドルは、外国を旅したいという夢をもっていました。それをかなえるために2つの外国語を学び、

単身でさまざまな国々を訪れました。そのときのことについて、彼は「自分の目で世界を見たかった」と話しています。

●他人に判断を任せてはいけない

アレクサンドルのようなすばらしい人に出会ったり、「自分の目で物事を見る」ことを恐れない勇気ある人々に関する本を読むと、私は自分自身の人生をくまなく探検し、自分の限界を押し広げたいと思うようになりました。

新しいことに挑戦し続け、正しい答えを追求していくうちに、たくさんの経験を積み重ねることができます。それが知識となり、生活に応用できるようになります。すると、どのような状況下でも、特に、重要な判断が必要とされる場面で自信をもって行動できるのです。

一方、他者から聞いた言葉や情報だけで知識が成り立っている人は、その情報がきちんとした知識と誠実な意図に基づいたものであると願い、信じるしかありません。これでは、自分の判断を他人に委ねたも同然です。

自分の代わりに、他人に観察と判断をしてもらうことは、ある意味、自らが目と耳が不自由な状態を選択していることと同じです。次から次へと誰かの指示に従い続けると、つじつまが合わなくなり、他人の下で自分をなくしてしまうでしょう。

観察することは、誰もがもって生まれた権利です。観察する能力を利用すれば、混乱の迷宮から解き放たれます。自らによる観察は、どんな型にはまった科学的根拠に基づいた主張よりも、はるかに信憑性が高いと考えます。

●科学の情報が遠のいている

　近年、膨大な量の栄養に関する本が出版されています。なぜでしょう？

　それはたくさんの人が健康に対する疑問を抱えながら、科学的な説明に納得できずにいるからでしょう。

　本来科学が目指すところは、人間の健康と幸せのはずです。しかし、その科学を探求する研究者は、私たちにとって遠い存在です。

　科学の研究結果のほとんどは高価で、一般の人の手に渡ることはありません。私が医療研究の論文を 2、3 ページ入手しようとした際、1 つにつき数百ドルもの大金が発生したケースもありました。

　手に入れたところで、複雑な専門用語だらけで、医療の分野に精通していない人には理解することは不可能です。

　また、私が見る限り、科学の分野は年々細分化され、専門用語は増える一方です。これまで、私は、さまざまな国でたくさんの研究者に出会う機会がありましたが、科学のすべての分野の研究をくまなく理解し、説明できる人は一人としていませんでした。それどころか、一つの分野に精通していると自負している人ほど、他分野について「それは私の専門ではない」と突っぱねるのです。

　今や、科学は世間一般の人の理解を超えて、科学のための科学の方向に向かってしまっているのかもしれません。

●あふれる情報の中で混乱する私たち

　一般社会が最新の研究成果を知りたがっているのに、その熱い求めに対して科学の世界はどんどん遠のいています。特に健康と栄養学の分野では、情報を求める声が高まる一方です。

　必要とされている情報が手に入らないと、独自の研究を始める人が

出てきます。その研究内容は完全に正確とは限りませんが、難しい論文に比べて、大半の人が理解できる内容です。

　結果、私たちは一般の人によって書かれた数百から数千冊の栄養に関する本を目にしているのです。それらは、さまざまな研究に基づいて書かれた独自の本です。研究に必要な背景が欠けている場合もあります。

　答えを必死に求める人たちは、そんな情報の海の中からできる限り多くの情報を吸収しようとし、さらに混乱を招いてしまいます。

　一般的に、人は語られる言葉よりも書かれた言葉を信用する傾向にあることに気づきました。健康を追い求める多くの人は、観察力が足りず、情報を鵜呑みにする傾向にあるため、一つのコンセプトにかたくなに固執し続けます。それは多くの場合、最初に読んだ本に基づいています。

　無数の栄養に関する本が世に出てくると、相反する考えも生まれます。その結果、「健康になるために、何を食べたらいいのか」という問いに、100人が100通りの見解をもっていて、それぞれが別の見解を否定する理由をいくつでも挙げられるという事態が発生しています。

●私の挑戦──「健康」への探求

　グリーンの研究を始めたばかりの頃、私は情報の海に溺れて途方に暮れていました。そのときの私は、「どんなことをしてでも、正しい答えを見つけなければならない」切羽詰まった状況でした。

　私がローフードの世界に引きずり込んだ夫と子供たちだけでなく、私の言葉によってローフードの食生活を実践している世界中の数千人の人たちに対する責任を重く感じていました。

　私は決心して、数ヵ月間すべてを投げ出して、栄養学に関する研究

論文をできる限り読みあさりました。世の中にあふれる個人の意見は
すべて切り捨て、原文だけに目を向けることに決めました。人間によ
る推論は、理論を積み上げた結果、読み手をあっという間に間違った
結論へと導き、取り返しのつかないことを起こしてしまうのです（私
自身もこの罠にたびたび囚われてきました）。

　あらゆる研究論文を読み進めるにつれ、データどうしにいくつかの
大きなギャップがあることに気がつきました。また、きちんとした研
究がなされていないたくさんの重要な食品を発見しました。

　そこで、正確な結論を導き出すためには、少なくともいくつかの実
験を自ら実施する必要があるということに気づきました。どちらにし
ても、私はこれまで自分をモルモットにした実験ばかりを行ってきた
のですから。

　私の経験上言えることは、ローフードに関する本を 10 冊読んで、そ
こに書かれていることを完全に理解しないまま実践するよりも、まず、
2 週間ローフードを実際に食べてみて、自分を観察することのほうが
よほど安全です。

　注意深く観察することで、自分がとった行動の結果が明確に見えて
きます。

　この本をきっかけに自分自身を見つめ、どのような行動が身体と心
の健康につながるのかを知り、あなたにとって最も効果的なパーソナ
ルプランを立ててみてください。

　あなたを最もよく知る人は、ほかならぬあなた自身なのですから！

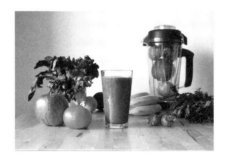

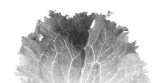

GREEN *for* LIFE

体 験 談
&
レシピ集

体験談

●グリーンスムージーの効果

　グリーンスムージーとローフードを生活に取り入れたことで、体や気持ちにさまざまなよい変化が起きたとの声が寄せられています。以下はいくつかの例です。

・さまざまな病気の症状が改善された
・消化がスムーズになり、便秘が改善
・やせた
・むくみにくくなった
・肌のトラブルが解消されてきれいになった
・髪、爪、歯が強くなった
・睡眠の質が向上した
・体力と気力アップで、疲れ知らずになった

●グリーンスムージー愛飲者の声

 12kg やせた！

　2009年1月からグリーンスムージーを飲み出して、約1年でさま

ざまな変化が起きました。

　それ以前は、やる気がなく、エネルギー不足で、肩と首の凝りがひどく、仕事や人生そのものにいつも不安を感じていました。また、砂糖入りのコーヒー、チョコレートバー、ポテトチップスへの欲求を抑えられずにいました。さらに、胆石ができて、それによる頭痛、吐き気、嘔吐、むくみ、腹痛、倦怠感の症状が悪化し、市販の痛み止めが手放せませんでした。

　グリーンスムージーを知って、毎日 1600㎖ の半分を朝ごはんに、そして残りを午後に飲んでいたら、わずか数日から1週間で、消化、むくみ、エネルギー、不健康な食品への欲求、血糖値の上下に変化が現れはじめました。感情が安定し、モチベーションが高まり、集中力も増しました。また、胆石の症状が軽減し、すぐに体重が減少しはじめました。肌の状態も目に見えて滑らかになり、歯も白くなりました。運動とヨガを始めるほど元気が出て、コーヒーは飲まなくなりました。甘いものやカフェインへの欲求がなくなったのです。

　体が欲するものといったら、もっぱら新鮮なローフードとグリーンスムージーだけです。爪も強くなり、肌は乾燥しなくなり、目の色が明るくなりました。体重は 12㎏ 減少し、安定しています。グリーンスムージーを飲みはじめてから、市販の鎮痛剤も胃の制酸薬も、一度も飲んでいません。

 低血糖、関節炎、便秘が治った！

　私は低血糖だったため、医者に9年もの間フルーツを食べることを禁じられ、たくさんの肉を食べるよう言われてきました。常に体重オーバーで、急速に老化し、関節炎を患い、エネルギーが低く、いつも気

分は最悪で、ひどい便秘でした。ローフードを知ったとき、これだ！と思いましたが、低血糖が心配でした。

　リサーチを十分に行い、約60％ローフードの食生活に踏み切りました。ローフードを始めてから1ヵ月後、グリーンスムージーを飲みはじめたら、すべてが変わったのです。低血糖も関節炎も完治し、夜ぐっすり眠れるようになりました。視力が向上し、新しい眼鏡をつくりました。11kgやせて、若返り、体が入れ替わったような気分です。

 ## アトピーの症状が改善

　現在57歳ですが、子供の頃からあらゆるものに対するアレルギーをもっていました。生まれつきアトピー性皮膚炎を患い、長年強い薬を使い続けてきました。毎晩血が出るまで全身をかきむしり、症状はどんどん悪化し、医者はステロイドを含む薬の処方を倍増しました。薬を使うとかゆみは少し軽減しましたが、出血が止まらず醜い発疹の跡がそこら中に残りました。過去に何度か入院治療をしましたが、よくなることはありませんでした。

　しかし、友人にグリーンスムージーを勧められて飲みはじめたら奇跡が起きました。飲みはじめてからわずか2週間で肌の状態が劇的に改善し、夜もよく眠れるようになったのです、全身血だらけになるまで体をかくこともなくなりました。日に日に見た目もよくなってきていて、57年の苦しみからやっと解放されそうです。

 ## ニキビが消えた！

　私とパートナーはGREEN for LIFEを読んで、2009年11月からグ

リーンスムージーを飲みはじめました。すぐにエネルギーが湧いてくるのを実感し、お菓子やジャンクフードへの欲求がなくなりました。また、それぞれ体重が4〜5kg落ちました。

　パートナーは、昔からひどいニキビと酒さという皮膚の炎症に悩まされてきました。処方薬や局所療法などニキビに効くとされるさまざまなことを試しましたが、どれも効果がありませんでした。

　しかし、スムージーを飲みはじめて、顔から赤みが消えてニキビが吹き出ることがありません。こんなに皮膚の状態がいいのは初めてです。そして、スムージーを数日サボるとニキビができるので、やめられません。私自身は、髪と爪が強くなり、コレステロール値を下げる薬を飲まなくてもよくなりました。

 ## 膵臓がんからの回復

　私は台湾の中学校の英語教師で、2人の娘の母親です。あるとき、定期検診をきっかけに膵臓がんと診断されました。恐怖に陥り、死にたくないと思いました。

　医学的な治療法の代わりに、ウィートグラスジュースを飲もうと決めたのですが、あまりの飲みにくさに挫折してしまいました。次に、生の果物と野菜を食べはじめ、肉と乳製品をやめました。3ヵ月後に再度検査を行ったところ、がんは進行していないが、小さくもなっていないと言われました。

　その後、ヴィクトリアの本に出会い、グリーンスムージーを飲むようになり、日々の食習慣の一部になりました。すると、3ヵ月後の検査結果は良好で、私はがんを克服したのです！　グリーンスムージーは私の命の恩人です。

車椅子生活にさようなら

　3ヵ月前、私は25歳にして車椅子の上で生活していました。自分の寝室から居間まで歩こうとするだけで、激しい息切れと背中の痙攣が始まり、わずか3mの距離を歩くこともできませんでした。二度とまともに歩くことはないだろうと、いっさいの希望を捨てていました。体重は80kg以上オーバーしていて、みじめとしか言いようがありませんでした。さらに、重度な睡眠時無呼吸症候群で、多くの人が無呼吸状態を解消するために使っているCPAP療法も効果がなく、毎晩呼吸ができなくて何度も目覚めてしまうほどでした。夜寝ることができないため日中はいつも疲れていて、何をしていても5〜10分おきにウトウトしてしまいます。常にうつ状態で、毎日理由もなく泣いていました。

　そんな中、ローフードを実践している親戚が、私の健康が改善しないか試してみようと自宅に呼び寄せてくれました。その日から100%ローフードの食事を食べ、グリーンスムージーを飲みはじめたところ、1週間後には10mの距離を歩けるまで回復し、さらに2週間後には400mの丘にハイキングに出かけました。その間、体重は11kg落ち、一日中起きていられるようになりました。たった3ヵ月でうつ状態から抜け出し、前向きな人間になりました。ローフードが人生を救ってくれました。以前の食生活に戻ることは二度とありません。

赤ちゃんも大好物

　息子がお腹にいる妊娠6ヵ月の頃から、熱心にグリーンスムージー

を飲みはじめました。以前に比べてエネルギーが増したことと、健康状態がよくなったことを実感しました。出産も滞りなく非常にスムーズで、赤ちゃんも陣痛の間に心拍数が落ちるなどという症状も見られず、常に心拍数は一定のままでした。

息子が生まれてからもグリーンスムージーを飲み続けています。母乳を通して直接栄養素が行き渡っていたためか、すべてにおいて発達が非常に早く、お医者さんも驚くほどです。一度も病気をしたことがなく、9ヵ月にしてすでに歩きはじめそうです。

 ### 理想的な妊娠と出産

長男の出産は、大変な困難を極めました。24時間以上の激しい苦痛に加え、さまざまな合併症が起き、50年前だったら私は出産で命を落としていたでしょう。分娩時の体内でつくりだされるホルモンに反応し、血小板の異常、肝不全、腎不全や発作などを起こしました。そのうえ、帝王切開の手術は乗り切れないとの判断で、母子ともに何とか無事だったのは奇跡でした。

1年後に次男を妊娠したとき、私はローフードを始めていて、1日1ℓのグリーンスムージーを愛飲していました。医者と助産婦にはタンパク質不足を心配されましたが、4989gの次男をわずか2時間で産み落としました。薬の投与もなく、痛みもほとんどありませんでした。赤ちゃんが大きかったので、1ℓ以上の出血をしたものの、回復は早かったです。

妊娠中のつわりの時期でも、グリーンスムージーはおいしく飲むことができました。体がむくむことなく、お腹を満たしてくれて、消化のトラブルもいっさいありませんでした。グリーンスムージーのおか

げで、今回は自然分娩で理想的な出産ができました。

18kg やせて、呼吸器の使用を中止

　GREEN for LIFE を読んで、2009 年 2 月からグリーンスムージーを飲みはじめたところ、何と 18 kg の減量に成功しました。無呼吸状態を防ぐために、寝るときにつけていた呼吸器は使わなくてよくなりました。毎日バイタミックスいっぱいのグリーンスムージーを飲んでいます。見た目は若返り、気分もよく、よく眠れるようになりました。現在は乳製品の摂取をやめて、ローフードの割合が 80 〜 90% です。

コレステロール値が下がった！

　3 ヵ月前、私は医者により高脂血症薬、高血圧などの薬を処方されそうになっていました。現在 64 歳で、健康状態は良好です。しかし、コレステロール値は 260 と非常に高く、医者には 3 ヵ月の猶予期間を与えられていましたが、数値が下がることはないと言われていました。グリーンスムージーを飲みはじめて 3 ヵ月たった頃に再度血液検査を行ったら、223 まで落ちていました。それ以外に体重は 5 kg 減り、血圧も正常値まで下がりました。

グリーンスムージーはアスリートの友

　私はすでに 1 年半以上、ローフードを実践していて、過去数ヵ月間はグリーンスムージーをほぼ 1 日に 1 回は飲んでいます。現在、初のマラソン出場のためにトレーニングを行っていますが、最高走行距

離が 5.6 km でした。それ以上走ろうとすると、どちらかの膝を痛め
てしまい、回復するまで数週間トレーニングを休まなければならな
かったのです。それ以上長い距離を走り続けるよう自分を後押しする
こともできないと感じていました。しかし、うれしい報告があります。
22.5 km まで走れるようになったのです。ハーフマラソンは完走でき
るということです！　膝を故障することなく、12、16、19、22 km を
走った次の日でも痛みを感じることはありません！　一緒にトレーニ
ングをしている仲間は、よく痛みを訴えていますが、私の場合順調に
回復するようになりました。走った直後に少し痛みを感じることが
あっても、次の日には完全に回復しているのです！

　トレーニング前の食事としてグリーンスムージーを飲むと、トレー
ニング中のエネルギーがアップすることを実感しています。熱い夏の
炎天下の中で長距離を走るための糖分と栄養を十分に供給してくれま
す。

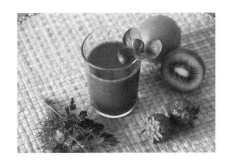

レシピ集

●グリーンスムージーのつくり方

　グリーンスムージーのつくり方はとても簡単！　手に入る新鮮なグリーンと熟したフルーツをブレンダー（ミキサー）に放り込んで、水を少し加えてスイッチをON！　滑らかになるまでよく混ざったら、出来上がりです。

　フルーツとグリーンの比率が6：4というのが理想的とされていますが、飲みにくければ、フルーツの割合を増やすことをお勧めします。逆に、慣れてきたら、グリーンをもっと増やしたくなる人が多いようです。

　続けるために大切なのは、おいしいと感じるスムージーをつくること。そのためには、実験感覚でいろいろと試してみてください。

　フルーツの甘みが感じられるベーシックなグリーンスムージー以外に、甘いフルーツを使わないスープのような味わいのスムージー、水を加えずに撹拌して、スプーンですくって食べる濃厚なグリーンプディングなど、組み合わせや分量を変えながら工夫すれば、飽きることもありません。とにかく、一度自分でつくってみるところから始めましょう！

154

「おいしくできるか不安」という方に……

"絶対に失敗しない" おいしいスムージーづくりの目安となる黄金
比率

> ・グリーン（1種類）2株
> ・りんごかバナナ1個
> ・柑橘系のフルーツ2〜3個
> ・お好きなフルーツ1〜2個
> ・水1カップ

この黄金比率をベースに、自分の好みの味を見つけてください！

●グリーンスムージーレシピ

日本の四季のグリーンスムージー

日本では、四季を通してバラエティ豊かなフルーツとグリーンが手
に入ります。旬の食材を使った春夏秋冬のスムージーをご紹介します。
【※すべて約1ℓのスムージーがつくれる分量】

◆春のフレッシュベリープディング

・パセリ…………………………………… 1株
・いちごやブルーベリーなど合計…… 200g
・みかん…………………………………… 2個

- ・アボカド……………………………… 1/2 個
- ・レモン果汁……………………… 1/4 個分
- ・バナナ………………………………… 2 本

◆真夏のトロピカルスムージー

- ・サニーレタス…………………………8 枚
- ・ミントの葉…………………… 10 枚
- ・夏みかん………………………………3 個
- ・パイナップル………………………… 1/4 個
- ・バナナ…………………………1 本
- ・水………………………1 カップ〜

◆実りの秋のスムージー

- ・ルッコラ……………1 束
- ・梨……………………2 個
- ・桃……………………2 個
- ・いちじく……………5 個
- ・水……………1 カップ〜

◆寒い冬の日のポカポカスムージー

- ・小松菜……………………………… 2 株
- ・りんご……………………………… 1 個
- ・みかん……………………………… 5 個
- ・キウイ……………………………… 2 個
- ・しょうが…………………………… 1 片
- ・水……………………………1 カップ〜

ローファミリーのオリジナル・グリーンスムージーレシピ

　長年グリーンスムージーを飲み続けてきたローファミリーのお気に入りのレシピをご紹介。

　グリーンスムージーの基本の材料は、生のグリーンとフルーツだけ。だけど、おいしく楽しく続けるためには、時には遊んでも問題なし！ヴィクトリアはタマネギやセロリの茎を、セルゲイはにんにく、そしてドライトマトも入れて、自由度の高い独創的なレシピをお勧めしています。

【※すべて約1ℓのスムージーがつくれる分量】

◆ローファミリー・ワイルド・バナンゴー

　・ラムズクオーター……………………2カップ
　　※オオバコ、ハコベなど日本で入手できる野草で代用可能
　・バナナ……………………………………1本
　・マンゴー……………………………　1個
　・水………………………………　2カップ

◆ヴィクトリアのお気に入り

　・レッドリーフレタス…………………6枚
　・フレッシュバジル……………………1/4株
　・ライム果汁……………………………1/2個分
　・赤タマネギ……………………………1/2個
　・セロリ…………………………………2本
　・アボカド………………………………1/4個
　・水………………………………………2カップ

◆イゴールのお気に入り

- ほうれん草……………………… 1/2 株
- りんご（皮をむく）……………… 4 個
- ライム丸ごと（皮付き）………… 1/2 個
- バナナ…………………………… 1 本
- 水………………………………… 2 カップ

◆セルゲイのお気に入り

- ケールの葉……………………… 5 枚
- フレッシュディル……………… 1/2 株
- ライム果汁……………………… 1/2 個分
- にんにく………………………… 3 片
- ドライトマト…………………… 1/4 カップ
- 水………………………………… 2 カップ

◆ヴァリヤのお気に入り

- ロメインレタス………………… 8 枚
- スイカ…………………………… 5 カップ
- 水………………………………… 1 カップ

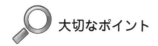 **大切なポイント**

★グリーンスムージーの保存について

　作り立てを飲むのが理想的ですが、涼しい場所に置いていれば約3日間保存ができ、仕事中や旅行中にも便利です。

★グリーンの種類を交代する

　たくさんの種類のグリーンをローテーションで使うことが大変重要だと強調しておきます。できる限りいろいろな種類のグリーンを手に入れてください。毎日同じグリーンを使い続けると、グリーンスムージーに飽きてしまう可能性があります。

アン博士へ──あとがきに代えて

　私は、アン・ウィグモア博士を心から尊敬しています。お会いしたことはありませんが、ウィートグラス・ジュースを飲むときはいつも、彼女のことを身近に感じます。

　ウィートグラス・ジュースは、私に健康をもたらしてくれます。地元のジューススタンドで飲むたびに、彼女に対する感謝の念が湧いてきます。彼女のおかげで、世界中の人たちがウィートグラス・ジュースを飲み、数えきれないほどの治癒効果を受け取ることができるのです。

　アン博士がこの世を去ってから何年もたっていますが、彼女に会ったことも名前を聞いたこともない人たちの人生に影響を与え続けているのは、驚くべきことです。

　彼女の功績は、ウィートグラスのすばらしい治癒効果を発見し、徹底的に研究したことにとどまらず、自宅やどこででも、ウィートグラスをトレーの中で栽培する方法を開発して、広めました。また、生命にとっての万能薬ともいうべきウィートグラスを誰もが簡単に摂取できるように、安価なジューサーを考案しました。

　アン博士のたくさんの発明品を私たちは日常生活の中で、当たり前のように快適に使っています。

　彼女が考えた「シードチーズ（種子でつくられたチーズ）」や「ロースープ」のレシピが、現在のグルメ・ローフードの走りであることを

知る人は、今やほとんどいません。

　それ以外にも「ナッツミルク（浸水したナッツからつくるミルク）」やディハイドレーターを使って乾燥させたクラッカー、「アーモンドローフ（アーモンドでつくるミートローフもどき）」、"ライブ"キャンディーなども考案しました。さらに、何種類ものスプラウトを私たちの食生活に紹介し、簡単に栽培できるスプラウトバッグも発明しました。

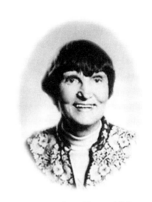

アン・ウィグモア博士

　私たち家族が旅行をするときは、新鮮なグリーンを摂取するために、スプラウトの種子を必ず持参します。アン博士はスプラウトを「リビングフード」と呼びました。数十年前にはこの言葉が存在すらしなかったとは、今では考えられません。

　彼女は特にグリーンを加えた、撹拌した食品の治癒効果に注目していました。晩年は、グリーンの割合が大部分を占めるブレンダーで撹拌した食品ばかりを食べていたそうです。撹拌した食品が吸収されやすいということにいち早く気がつき、「りんごがあったら、嚙んで食べるよりもブレンダーにかけて食べます。りんごのエネルギーも私のエネルギーも無駄にしたくないから」と語っていました。このような食生活で良好な健康状態を保ち、睡眠時間は１日２時間で十分でした [88]。

　以前、ブレンダーは卵の泡立てやカクテルをつくるなどの用途に使われていましたが、今やローフードを実践している人のキッチンには欠かせないアイテムになりました。

アン博士は、当時からオーガニックな土壌と人間の健康の密接なつながりをはっきりと認識していました。まだ世間が未来の農業を担うものとして化学肥料に目を向けはじめた60年代に、すでにオーガニック農法とゴミの堆肥化を推奨していました。

　彼女のユニークさは、広い範囲の物事に目を配れる力と、この地球上で生きることを一つの完全なプロセスととらえて探求していること。また、自分のもつ専門知識を人生のさまざまな側面に適応させる力だと思います。多くの人が一つの狭い分野の専門家を目指す中、彼女は出会ったものすべてに対して自分の見解を述べる勇気を持ち合わせていました。その分野は、血液分析、腸の洗浄、断食、食品成分、細菌、農業から飲み水まで、広範囲にわたります。すべてを包括する独自の視点によって、何千人もの人を助ける治癒システムを考案しました。

　働き者として有名なアン博士の仕事ぶりは、非常に効率的なことで知られていました。また、絶え間なく新しいアイディアが浮かんでいたそうです。いつも歩かずに走っていて、わずか2時間の睡眠で健康体を保っていました。

　82歳の時点で、白髪が一本もなく、彼女の生徒の一人が本当に髪を染めていないか調べてみたいと申し出たところ、間違いなく自然の色であることが証明されたそうです。

　人間の健康に関するあらゆる研究を行っていたほかに、動物愛護運動家としての顔もあり、飲み水のフッ素添加と塩素処理や科学汚染の反対運動にも力を注ぎました。

　最新の科学研究により、アン博士の予測や生前に彼女が推奨していたことのほとんどが正しかったことが証明されてきています。将来、

医学生たちはヒポクラテスの教えを勉強するのと同様に、アン・ウィグモア博士の本を読むようになるでしょう。

　彼女は、世界中で広く知られている人物です。

　私は旅先でも、アン・ウィグモアを知っているかと聞かれることがよくあります。そしてそのつど、アン博士の教えによって助けられたたくさんの命に関する興味深い実話を耳にします。このすばらしい女性が救った命の数を知ることは、不可能でしょう。

　彼女自身は、20世紀において、地球上で最も健康な人の一人でした。自分の言葉のとおりに生き、自らの教えに従って人生をまっとうしました。しかし、何よりも、実際に彼女に会ったことがある人たちは、アン博士の親切で愛情深い精神を深く記憶しています。

　本書をアン・ウィグモア博士に、深い感謝とともに捧げたいと思います。

著　者

Notes [引用文献]

chapter 2

1. Frequently Asked Questions. Chimpanzee and Human Communication Institute, 2004. Accessible at: http://www.cwu.edu/~cwuchci/faq.html

2. Derek E. Wildman, et al. "Implications of Natural Selection in Shaping 99.4% Non-synonymous DNA Identity Between Humans and Chimpanzees: Enlarging Genus *Homo*." Article in *Proceedings of the National Academy of Sciences*, May 19, 2003 (#2172) USA

3. Ibid.

4. James Q. Jacobs. "A Comparison of Some Similar Chimpanzee and Human Behaviors." *Paleoanthropology in the 1990's*. 2000. Accessible at: www.jqjacobs.net

5. Chimpanzees. World Wildlife Fund. Washington, DC. 2005. Accessible at: http://into-thewild.tripod.com/chimpanzees.htm

6. Louis R. Sibal and Kurt J. Samson. "Nonhuman Primates: A Critical Role in Current Disease Research." *ILAR Journal* V42(2) 2001. Accessible at: http://dels.nas.edu/ilar_n/ilarhome/index.shtml

7. Ibid

8. Frequently Asked Questions. Chimpanzee and Human Communication Institute, 2004. Accessible at: http://www.cwu.edu/~cwuchci/faq.html

9. Nancy Lou Conklin-Brittain, Richard W. Wrangham, Catherine C. Smith, *Relating Chimpanzee Diets to Potential Australopithecus Diets*, Department of Anthropology, Harvard University, Cambridge, MA. 1998. Accessible at: www.cast.uark.edu/local/icaes/conferences/wburg/posters/nconklin/conklin.html

10. Goodall, Jane. *The Chimpanzees of Gombe*. Massachusetts: The Belknap Press of Harvard University Press. 1986.

11. Nancy Lou Conklin-Brittain, Richard W. Wrangham, Catherine C. Smith, *Relating Chimpanzee Diets to Potential Australopithecus Diets*, Department of Anthropology,

Harvard University, Cambridge, MA. 1998. Accessible at: www.cast.uark.edu/local/
icaes/conferences/wburg/posters/nconklin/conklin.html

chapter 3

12. Price, Weston A., D.D.S. *Nutrition and Physical Degeneration*. California: The Price-
    Pottenger Nutrition Foundation, Inc. 2003. 6th Edition.
13. Ibid

chapter 4

14. U.S. Department of Agriculture, Agricultural Research Service. 2005. USDA Nation-
    al Nutrient Database for Standard Reference, Release 18. Accessible at: http://www.
    nal.usda.gov

chapter 5

15. Shelton, Herbert M. *Dr. Shelton's Hygienic Review*. Pomeroy: Health Research, 1996
16. Dietary Reference Intakes for Males, aged 19-30. National Research Council, "Protein
    and Amino Acids," in *Recommended Dietary Allowances*, 10th edition (1989); USDA
    SR17

chapter 6

17. Nancy Lou Conklin-Brittain, Richard W. Wrangham, Catherine C. Smith, *Relating
    Chimpanzee Diets to Potential Australopithecus Diets*, Department of Anthropology,
    Harvard University, Cambridge, MA. 1998.
18. Data from Average Adult Male, Age 19-31, Weight 170 lbs. Source: National Re-
    search Council, "Protein and Amino Acids," in *Recommended Dietary Allowances*,
    10th edition (1989); USDA SR17
19. Walker WA, Isselbacher KJ. "Uptake and transport of macro-molecules by the intes-
    tine. Possible role in clinical disorders." *Gastroenterology*: 67:531-50, 1974
20. Ross, Julia, M.A. *The Diet Cure*. New York: Penguin Books. 1999.

21. U.S. Department of Agriculture, Agricultural Research Service. 2005. USDA National Nutrient Database for Standard Reference, Release 18.

22. Campbell, T. Colin, Ph.D. *The China Study*. Texas: Benbella Books 2004.

chapter 7

23. Jensen Bernard, D.C., Ph.D. *Tissue Cleansing Through Bowel Management*, Escondido, CA: Bernard Jensen Publishing, 1981

24. Chopra, Deepak. *Perfect Health: the Complete Mind Body Guide*. New York: Three Rivers Press, 2000

25. Nancy Lou Conklin-Brittain, Richard W. Wrangham, Catherine C. Smith, *Relating Chimpanzee Diets to Potential Australopithecus Diets*, Department of Anthropology, Harvard University, Cambridge, MA. 1998.

26. Mosséri Albert. Le Jeûne, Meilleur. *Remède de la Nature*. France: Aquarius, 1993

27. American Heart Association. *Fiber*. Accessible at: www.americanheart.org.

28. Tooshi, Dr. Alan M., Ph.D. *Dr.Tooshi's High Fiber Diet*. Nebraska: iUniverse.com, Inc. 2001.

29. Winick, Myron, M.D. *The Fiber Prescription*. New York: Ballantine Books. 1992.

30. American Heart Association, 2004. Accessible at: www.americanheart.org.

chapter 8

31. Jensen Bernard, D.C., Ph.D. *The Healing Power of Chlorophyll*.Escondido, CA: Bernard Jensen Publishing, 1981

32. Cannon, Walter B. *The Wisdom of the Body*. New York: Peter Smith Pub Inc, 1932

chapter 9

33. Walker WA, Isselbacher KJ. "Uptake and Transport of Macro-molecules By the Intestine. Possible Role in Clinical Disorders." *Gastroenterology* 1974; 67:531-50

34. Minocha Anil M.D., Carrol David. *Natural Stomach Care: Treating and Preventing Digestive Disorders with the Best of Eastern and Western Healing Therapies*. New

York: Penguin Group, 2003

35. Elson M. Haas M.D. *Staying Healthy With Nutrition*. California Celestrial Arts, 1992

36. Nancy Lou Conklin-Brittain, Richard W. Wrangham, Catherine C. Smith, *Relating Chimpanzee Diets to Potential Australopithecus Diets*, Department of Anthropology, Harvard University, Cambridge, MA. 1998.

37. Stiteler L. Ac., O.M.D., N.M.D., D. *A Closer Look at Hypochlorhydria*. Stephen, Hom. California: The Institute of Bioterrain sciences, 2003.

38. Baroody, Dr. Theodore A., Jr. *Alkalize or Die*. North Carolina: Eclectic Press.1991

39. Ibid

chapter 11

40. The Associated Press. "Cancer now the top killer of Americans" *USA Today*, Jamuary 20, 2005

41. Dr. Otto Warburg. K. Triltsch. *The Prime Cause and Prevention of Cancer*. 2d. rev. edition (1969) 16 Pages. Lecture delivered to Nobel Laureates on June 30, 1966 at Lindau, Lake Constance, Germany. English Edition by Dean Burk National Cancer Institute, Bethesda, Maryland, USA. Accessible at: http://www.mmfnd.org/NL/ONN/WS/ozon005.html

42. Ibid

43. Baroody, Dr. Theodore A., Jr. *Alkalize or Die*. North Carolina: Eclectic Press. 1991

chapter 12

44. Tompkins, Peter and Bird, Christopher. *The Secret Life of Plants*. New York: Harper & Row, Publishers. 1989. First Perennial Library Edition.

45. Tompkins, Peter and Bird, Christopher. *Secrets of the Soil*. Anchorage, Alaska: Earth-pulse Press Inc. 2002. Third Printing.

46. Tompkins, Peter and Bird, Christopher. *The Secret Life of Plants*. New York: Harper & Row, Publishers. 1989. First Perennial Library Edition.

47. Vyapaka Dasa, organic farm inspector. *It Ain't Just Dirt!* Canada, 2005.

48. Farr, Gary, Dr. *Comparing Organic Versus Commercially Grown Foods*, Rutgers University Study, New Brunswick, NJ, 2002.

49. Tompkins, Peter and Bird, Christopher. *Secrets of the Soil*. Anchorage, Alaska: Earthpulse Press Inc. 2002. Third Printing.

50. Blume David. "Food and Permaculture." Article at: http://www.permaculture.com/drupal/node/141

51. Ibid

52. Kervran, Louis. *Biological Transmutations*. London: Crosby Lockwood, 1972.

53. Tompkins, Peter and Bird, Christopher. *The Secret Life of Plants*. New York: Harper & Row, Publishers. 1989. First Perennial Library Edition.

54. Ibid

55. Korolkov, P.A. *Spontaneous Metamorphism of Minerals and Rocks*. Moscow: Nauka, 1972

chapter 13

56. Warburg, Otto. "The Oxygen-Transferring Ferment of Respiration." Nobel Lecture, 1931. From *Nobel Lectures, Physiology or Medicine 1922-1941*, Amsterdam: Elsevier Publishing Company, 1965

57. *Chlorophyllin Reduces Aflatoxin Indicators Among People At High Risk For Liver Cancer*. Johns Hopkins University Bloomberg School of Public Health. Baltimore, MD. Proceedings of the National Academy of Sciences. November 27, 2001.

58. Chernomorsky, S. et al. "Effect of Dietary Chlorophyll Derivatives on Mutagenesis and Tumor Cell Growth." *Teratongenesis, Carcinogenesis, and Mutagenesis,* 79:313-322,1999.

59. Vlad M. et al. *Effect of Cupropilin on Experimental Atherosclerosis*. Romania: Institute of Public Health and Medical Research, University of Medicine and Pharmacy, Cluj- Napoka, 1995

chapter 14

60. Soloukhin, Vladimir. Razyv Trava. In Russian. Moscow: Molodaya Gvardia, 2001.
61. Goodall, Jane. *The Chimpanzees of Gombe.* Massachusetts: The Belknap Press of Harvard University Press. 1986.
62. Baker Elizabeth. *Unbelievably Easy Sprouting!* Washington: Poulsbo, 2000.

chapter 15

63. Ruimerman, Ronald. *Modeling and remodeling in bone tissue. Eindohoven.* University Press Facilities. 2005.
64. Sartin, Daniel. "Osteporosis: Why Prevention is the Best Cure." *Touching Lives: Action Medical Research.* Winter 2003/4.
65. Nishimura Ichiro. *Getting to the Roots of the Jaw Bone.* Dentistry Harvard, 1995, May12.
66. Price, Weston A., D.D.S. Nutrition and Physical Degeneration. California: The Price-Pottenger Nutrition Foundation, Inc. 2003. 6th Edition.

chapter 16

67. J. P. Infante R. C. Kirwan,[b1] and J. T. Brenna, "High levels of docosahexaenoic acid (22:6n-3)-containing phospholipids in high-frequency contraction muscles of hummingbirds and rattlesnakes," *Comparative Biochemistry and Physiology Part B: Biochemistry and Molecular Biology* 130, no. 3 (October 2001):
68. W. E. Lands, "Please don't tell me to die faster," *Inform* 13 (2002):;896–897
69. Susan Allport, *The Queen of Fats: Why Omega-3s Were Removed from the Western Diet and What We Can Do to Replace Them* (Berkeley: University of California Press, 2006).
70. "The Agriculture Fact Book 2001–2002," *United States Department of Agriculture.*
71. J. B. Allred, "Too much of a good thing? An overemphasis on eating low-fat foods may be contributing to the alarming increase," J Am Diet Assoc. (1995).
72. http://www.mindfully.org/Water/Fish-Farming-Overtake-Cattle.htm

73. http://earthobservatory.nasa.gov/Features/Phytoplankton/

74. http://nutritiondata.self.com/facts/finfish-and-shellfish-products/4256/2

75. Artemis P. Simopoulos., *The Omega Diet: The Lifesaving Nutritional Program Based on the Diet of the Island of Crete*, (New York: HarperCollins Publishers, 1975).

76. "Facts from the CDC (Center for Disease Control). http://www.cdc.gov/nccdphp/dnpa/obesity/index.htm

77. Allport, "Queen of Fats,"

78. A. P. David, A. J. Hulbert, and L. H. Storlien, "Dietary Fats, Membrane Phospholipids and Obesity," *The Journal of Nutrition* (1993).

79. H. O. Bang, J. Dyerberg, A. B. Nielsen, "Plasma lipid and lipoprotein pattern in Greenlandic West-coast Eskimos," *The Lancet*, no. 1 (1971).

80. William E. M. Lands, "Fish, Omega-3 And Human Health," American Oil Chemists Society(2005).

81. Allport, *The Queen of Fats*.

82. www.hsph.harvard.edu/nutritionsource/questions/omega-3/index.html

83. Allport, *The Queen of Fats*.

84. C. Gerson, B. Bishop,J. Shwed, and R. Stone, *Healing the Gerson Way: Defeating Cancer and Other Chronic Diseases* (Carmel: Totality Books, 2007).

85. Simopoulos, *The Omega Diet*.

86. www.nutritiondata.com

87. Allport, *The Queen of Fats*.

アン博士へ——あとがきに代えて

88. Van Orden, Dr. Flora. *Conversations with Dr. Flora*. Florida: TheRawDiet.com. 2005.

Bibliography [参考文献]

Albi, Johanna and Walthers, Catherine. *Greens Glorious Greens!* New York: St. Martin's Press. 1996.

Appleton, Nancy. *Rethinking Pateur's Germ Theory*. California: North Atlantic Books. 2002.

Baker, Elizabeth. *Unbelievably Easy Sprouting!* Washington: Elizabth Baker. 2000.

Baroody, Dr. Theodore A., Jr. *Alkalize or Die*. North Carolina: Eclectic Press.1991.

Brown, Ellen Hodgson, J.D. and Hansen, Richard T., D.M.D., FACAD. *The Key to Ultimate Health*. California: Advanced Health Research Publishing. 2000. 2nd Edition.

Campbell, T. Colin, Ph.D. *The China Study*. Texas: Benbella Books 2004.

Cooper, Dr. Kenneth H. *Advanced Nutritional Therapies*. Tennessee: Thomas Nelson, Inc. 1996.

Cutrell, Doug and Wigmore, Ann. *Living Foods Manual*. New Mexico.

Feldt, Linda Diane. *Spinach and Beyond*. Michigan: Moon Field Press. 2003.

Fouts, Roger. *Next of Kin*. New York: HarperCollins Publishing. 2003 Reprint.

Fuhrman, Joel, M.D. *Eat to Live*. New York: Little Brown and Company. 2003.

Gebhardt, Susan E. and Thomas, Robin G. *Nutritive Value of Foods*. Washington D.C.: Superintendent of Documents U.S. Government Printing Office. 2002. Revised.

Goodall, Jane. *Reason For Hope*. New York: Warner Books, Inc. 1999.

———. *The Chimpanzees of Gombe*. Massachusetts: The Belknap Press of Harvard University Press. 1986.

———. *Through a Window*. Boston: Houghton Mifflin Company. 1990.

Harris, Ben Charles. *Eat the Weeds*. Connecticut: Keats Publishing, Inc. 1973.

Jensen, Bernard, DC, Ph.D. *Come Alive!* California: Bernard Jensen, 1997.

———. *Tissue Cleansing Through Bowel Management*. Escondido, CA: Bernard Jensen Publishing, 1981.

Kliment, Felicia Drury, *The Acid Alkaline Balance Diet*. New York: Contemporary Books, 2002.

Krishnamurti. *Think on These Things*. New York: Harper & Row Publishers. 1964.

Ladygina-Kohts, N.N. *Infant Chimpanzee and Human Child*. New York: Oxford University Press, Inc. 2002.

Ley, Beth M. Ph.D. *Flax! Fabulous Flax!* Minnesota: BL Publications. 2003.

Mindell, Earl, R.Ph., Ph.D. *Food as Medicine*. New York: Simon & Schuster. 1994.

Peterson, Lee Allen. *Edible Wild Plants*. New York: Houghton Mifflin Company. 1977.

Price, Weston A., D.D.S. *Nutrition and Physical Degeneration*. California: The Price-Pottenger Nutrition Foundation, Inc. 2003. 6th Edition.

Ragnar, Peter. *How long do you choose to live?* Tennessee: Roaring Lion Publishing. 2001.

Ross, Julia, M.A. *The Diet Cure*. New York: Penguin Books. 1999.

Ruimerman, Ronald. *Modeling and remodeling in bone tissue*. Eindohoven. University Press Facilities. 2005.

Seibold, Ronald L. M.S. *Cereal Grass*. Kansas: Pines International, Inc.2003.

Shahani, Khem, Ph.D. *Cultivate Health from Within*. Connecticut: Vital Health Publishing, 2005.

Stanway, Dr. Andrew. *The High-Fiber Diet Book*. New York: Exeter Books. 1976.

Tompkins, Peter and Bird, Christopher. *Secrets of the Soil*. Anchorage, Alaska: Earthpulse Press Inc. 2002. Third Printing.

———. *The Secret Life of Plants*. New York: Harper & Row, Publishers. 1989. First Perennial Library Edition.

Tooshi, Dr. Alan M., Ph.D. *Dr.Tooshi's High Fiber Diet*. Nebraska: iUniverse.com, Inc. 2001.

Van Orden, Dr. Flora. *Conversations with Dr. Flora*. Florida: TheRawDiet.com. 2005.

Wigmore, Dr. Ann and Earp-Thomas, Dr. G.H. *Organic Soil*. Massachusetts: Rising Sun Publications. 1978.

Wigmore, Ann. *Overcoming Aids*. New York: Copen Press. 1987.

————. *Rebuild Your Health.* Puerto Rico: Quality Printers. 1991.

————. *You Are the Light Of The World.* Massachusetts: Ann Wigmore. 1990.

Wigmore, Ann and Pattinson, Lee. *The Blending Book.* New York: Avery Publishing Group. 1997.

Winick Myron, M.D. *The Fiber Prescription.* New York: Ballantine Books. 1992.

Young, Robert O. and Shelly Redford. *The pH Miracle.* New York: Warner Books, Inc. 2002.

♡　ご協力いただいた方々　♡

井上　クミ子

岩田　安季子

浮田　薫

太田　和美

大林　伊津子

こまお

斉藤　織恵

Saga Smoothie

高橋　清香

daily cleanse tottua

渡慶次　恵

西川　弥生

古田　祐貴

松浦　和美

Mika

森定　昌代

森山　めぐみ

yucaco & eifu

麗子

Raw food Style Joyeux

♡　*Special Thanks*　♡
（敬称略）

㈱高木書房社長　斎藤　信二

本間　純子

本間　秀幸

Sayaka

山口　智子

［著者紹介］

ヴィクトリア・ブーテンコ　Victoria Boutenko

　ロシア（旧ソ連）生まれ。1990 年に、3 人の子供を含む一家
5 人でアメリカに移住。1994 年に、さまざまな健康障害を抱え
ていた自分と家族の健康を回復するために、ローフード 100 ％
の食生活に切り替え、全員の病気を完治させる。その後、独自
の研究をもとに「グリーンスムージー」を考案し、ローフード
界に新たな常識を打ち立てた。「ローファミリー」として有名
なブーテンコ一家は、教育者、料理研究家、作家としてさまざ
まな活動を通してローフードとグリーンスムージーの普及に
努める。世界各地で講演やリトリートを開催し、数多くの人
たちを健康へと導いてきた。著作に Raw Family、12 Steps to
Raw Foods、Green Smoothie Revolution、Raw Family Signature
Dishes などがある。

［訳者紹介］

山口蝶子　Choko Yamaguchi

　幼少の頃、イギリスとアメリカで育つ。慶應義塾大学文学部
英米文学科卒業後、外資系 PR 会社、アパレルブランド専門の
PR 会社を経て、ファッション業界紙の記者として翻訳、編集を
行う。2010 年に本書を翻訳し、グリーンスムージーを日本に紹
介する。姉の仲里園子と共にグリーンスムージーの書籍を多数
執筆し、レシピ監修、メディア出演、初の専門店や専用ブレンダー
の監修を手掛けるなど、日本のスムージーブームを牽引。2014
年に、東京都世田谷区用賀にグリーンライフホリスティックア
カデミーを開校。心地よく無理のないホリスティックなライフ
スタイルを提案する。

　greenlifeholistic.com

　greensmoothie.jp

新装改訂版

**GREEN *for* LIFE　グリーン・フォー・ライフ
グリーンスムージー**

──誰も知らない葉っぱの威力──

2021 年 5 月 4 日　　第 1 刷発行　　　　　　〈検印省略〉

著　者　　ヴィクトリア・ブーテンコ
訳　者　　山口 蝶子
発行者　　斎藤 信二

発行所　　株式会社高木書房
　　　　　〒 116-0013
　　　　　東京都荒川区西日暮里 5-14-4-901
　　　　　電　話　03-5615-2062
　　　　　ＦＡＸ　03-5615-2064

印刷・製本　日本ハイコム株式会社
乱丁、落丁本は送料当社負担にてお取り替えします。

ISBN978-4-88471-464-2